# 海外生活ストレス症候群

## アフターコロナ時代の処方箋

COPING WITH
CULTURE-RELATED STRESS SYNDROMES
FOR JAPANESE EXPATRIATES

MITSURU SUZUKI
鈴木 満

弘文堂

# はじめに

　２００９年から、外務省のメンタルヘルス対策上席専門官を10年間務めました。霞ヶ関の本省約3千名と在外公館約3千名の職員のケアを担当し、年に数回は巡回相談のため世界各地を訪れました。これまで訪問した在外公館は１１９ヵ所を数えます。同僚の大半が海外赴任経験者という職場環境で、連日、海外勤務の明暗についての見聞を得ました。２０１７年には本邦初の「在外生活ストレス相談室」を本省に開設し、あわせてストレスチェック制度の高ストレス者との面接を重ねることで、海外赴任者のメンタルヘルスやその構造的課題について学びを深めることができました。

　筆者が国内外で相談を受けてきたのは、外務省職員だけではありません。各省庁、地方自治体、民間企業などから在外公館に赴任する出向職員は数多く、中央省庁だけでも年間5百名を超えます。そのほとんどが初めての海外赴任者です。また巡回出張先では、民間企業の駐在員および帯同家族からの健康相談にも応じてきました。ここでも初めての海外生活を送る事例が大半でした。

　本書で表記する「海外邦人」は、初めて、あるいは久々の海外生活を送ることになった海外赴任者および帯同家族を想定しています。帰国を前提に海外に3ヵ月以上滞在する「長期滞在者」に分類される邦人です。そのため本書の内容は、複数国への長期赴任体験をお持ちの方や、永住を選んだ方にはいささか物足りないかもしれません。海外邦人コミュニティの一員、あるいは彼らを送り出す組織の支援者として、アフターコロナ時代の海外邦人メンタルヘルスについて、ともに考えていただければ有り難く思います。

さて、赴任前相談のなかには、本人あるいは配偶者が海外赴任をためらう事例があり、赴任先でも本人や家族が任期終了前の帰国を希望する事例が少なからずありました。その背景をたどると、わが国の「失われた30年」を象徴するような出来事が見え隠れします。

海外渡航の大衆化は、戦後の経済復興と第一次ベビーブーム（１９４７〜１９４９年）と連動しています。海外邦人数は年々増加し、新型コロナパンデミック前には１４０万人に達しました。一方、当時4を超えていた合計特殊出生率（一人の女性が一生に産む子どもの数）は徐々に減少し、90年代からの急速な少子高齢化により２００５年のそれは１・２６と過去最低を記録。その後は１・３前後を推移しています。昭和、平成、令和と長らく相談に携わってきた筆者の現場感覚では、少子高齢化と海外赴任への消極的な姿勢との間に因果関係があることを否めません。介護が必要となった親を看取るのは一人っ子である自分しかいない、という事情は痛いほど分かります。

あわせて晩婚化の影響があります。日本の平均初婚年齢は、この30年で男性がほぼ2歳半、女性がほぼ4歳高くなっています。結婚前に海外赴任することで出会いの機会が減り、婚期を逃すのではないかという相談は、赴任前にも赴任中にもありました。晩婚化に付随するのが晩産化です。不妊検査や治療を受けたことがある夫婦は22・7％（2021年）と高割合で、海外赴任と不妊治療継続との葛藤に関する相談も複数経験しました。

このようにライフイベントが集中する働き盛りの社会的課題は、海外赴任者にとってより切実なものとなっています。海外勤務をめぐる相談には、国内人口階層およびライフスタイルの変化が色濃く影響しているのです。それでも海外進出日系企業数は増加を続け、パンデミック前で7万社を越えていました。海外拠点なしに経済活動の継続が難しい企業にとって、海外赴任者の確保は死活問題といえましょう。

日本の国力低下も、海外赴任の動機付け低下の一因となっています。筆者にとって毎年の海外出張は、わが国の存在感の年次推移を定点観察するようなものでした。ホテル室内のテレビが日本製から韓国製に変わったり、レストランなどでの日本語表記がなくなったり、外食費・タクシー代の割高感が強くなったりと、極東の優等生の面影が年ごとに薄らいでいくのを実感しました。バブル景気におごる時代の再来こそ望みませんが、出張のたびに落日と寂寥の思いにとらわれました。

そして2019年、タイの日本国大使館に医務官として赴任し、パンデミック下における世界第二規模の海外邦人コミュニティを内側から観察する機会を得ました。予定していたアジア・大洋州・中東一部への広域巡回相談業務はすべて中止となり、筆者のみならずメンタルヘルス専門家が海外邦人コミュニティを定期的に訪問する「出前型対面支援」は頓挫しました。自らの一時帰国も叶わぬ状況となり、何回かのセミロックダウンと「海外赴任先での在宅勤務」による閉塞感と孤独感を体験しました。担当地域からの電話・メール相談では、「海外勤務が限界です。早く帰国したい」という声が今までになく多く聞かれ、「予定していた健康管理休暇が取れない」「日本での結婚式を何度も延期した」「危篤の親族に一目会いたい」など、理由はこれまでになく深刻でした。少子高齢化、ワークライフバランスの変化、GDPの低下などに関連する社会状況が、パンデミックにともなう帰国制限により一挙に顕在化した観がありました。それまで声を上げずに堪えていられた理由の一つが、一時帰国の恩恵であることを再認識しました。

2021年春に波状的流行の合間を縫って本帰国し、民間企業の産業医として再び海外駐在員を送り出す立場となりました。3年間にわたるパンデミックによる非常事態は収束に向かったものの、常態化しつつある地球温暖化、相次ぐ国際紛争、巨大地震などにより海外赴任者の勤務生活環境は厳しさを増しています。

その一方で、移動制限と社会的活動制限への対策として急速に普及したオンライン支援は、これまでの遠隔医療支援の発想を大きく変えました。オンライン遠隔支援は、対面支援の完全代替とはならなくとも、随時支援や支援者間連携の簡便化、迅速化をもたらしました。パンデミックが、時空を越えて人をつなぎ、支え合う「新しい越境」時代の到来を促したのです。

このように、海外邦人のメンタルヘルスをめぐる状況は、とりわけパンデミックの前後で大きく様変わりしました。本書は、平時における海外邦人のメンタルヘルス対策に加えて、大規模緊急事態下のメンタルヘルス対策についても言及します。

第1章「初めての海外生活」、第2章「海外生活ストレス症候群」では、これまでの聞き取り調査や相談経験をもとに、環境変化への適応と海外生活特有のストレス要因について解説し、帰国を前提とする長期滞在邦人に観察される22の症候群を提示しました。さらに第3章「海外赴任者のためのメンタルヘルス心得」では、初めての海外生活でのつまずきへの対処法を記しました。第4章では、東日本大震災被災地への遠隔支援経験とパンデミック下での海外赴任体験をもとに、必ず到来する次の大規模緊急事態への備えについて書き綴り、第5章では、官民産学それぞれの支援活動に携わった者として、遠隔オンライン支援の普及を転機とする連携協働の可能性について期待をこめて展望しました。なお、本書の内容は著者の個人的見解に基づくものです。

医師という職業柄、本書は精神不調に焦点を当てる体裁となりました。しかし、本意とするところは、その備えと対処のための予防的啓発です。知識と知恵を身につけることで、精神不調を過度に怖れることなく、自律的かつ軽やかに乗り越える指南書として本書を活用していただくことを願います。幾多の相談で耳を傾けた「喪失と再生のストーリー」から抽出した海外生活ストレス症候群には、構造的課題の発見と解決へのヒントが含まれています。時とともに変化する、個と環境との動的な関係性のなかで、何かを失いながら、そこから何かを得て立ち上がるストーリーは、人類が数々の巨大惨禍と対峙するなかで伝承してきた教訓とも重なります。それを知ることで予防的な心構えが整い、いざというときに最良の対処法を選びやすくなります。

海外という異なる生活環境下で見出した新しい扉を開けると、人生を一味変える景色が現れます。その景色は、旅先の土産物屋で買った絵はがきやスマホで眺めるインスタグラムとは異なります。その地に暮らすことでしか体感できない景色には、文化風土に彩られた独特の奥行きがあるのです。情報革命まっただ中の今だからこそ、自分自身の五感を研ぎ澄まして異文化に身を置く勇気をもってほしいと思います。本書が「新しい越境」時代の羅針盤創りの一助となれば、望外の喜びです。

2023年7月　鈴木 満

## 第1章　初めての海外生活

# 第2章　海外生活ストレス症候群

## 第4章　大規模緊急事態と海外邦人メンタルヘルス

## 第5章　官民産学による海外邦人支援と新たな協働に向けて

# 第1章

# 初めての海外生活

## 初めての海外生活でこころに起こること

初めての海外生活。海外生活の目的は、仕事、インターン、留学、ボランティアとさまざまですが、旅行とは違います。新しい土地に住み、毎日その地の空気を吸い、水を飲み、食を味わい、人情に触れ、季節の移ろいを感じる。そして、その国の慣習、文化、歴史がじわじわと心身に染みこんできます。心地良い日もそうでない日もあるでしょう。

日本に暮らす私たちにとっての「海外」は、陸続きの隣国がないという地政学的な特性に加えて、顕著な環境の違いを表す言葉でもあります。古くは遣唐使が海を渡り辛苦の末に帰国し、200年の鎖国後の明治維新でも多くの若者が海を渡り、わが国の行く末に大きな影響を与えました。

移動はメンタルヘルスにとって大きなテーマです。移動には環境変化がともなうからです。とりわけ境界を越える移動すなわち「越境」にともなう環境変化は、急激で質量とも大きなものになります。超えるのは海や国境だけではありません。たとえば移動前と職が変われば職の越境、学問の対象が変われば学の越境と、いわば内的な越境が発生します。

越境によって起こる一連のこころの変化の総体を、適応と呼びます。そして適応には明暗があります。大多数は、環境変化とうまく折り合いをつけ乗り切ることができます。それにとどまらず新たな刺激により大きく成長・飛躍することもあります。かわいい子には旅をさせろ、ということわざの由来です。転地療法といって、環境を変えることで生活満足度や治療が好転することもあります。しかし一方で、環境変化がその人にとって過大な場合には、心身の不調をきたします。この状態像が「不適応」や「適応障害」と総称されますが、正確には、長期の適応過程のある時期を横断的に切り取ったときに観察される不調のエピソードをさします。海外生活の適応過程には時間軸があることを忘れてはなりません。

120年前に英国に留学した夏目漱石は、下宿に引きこもり「夏目狂せり」と日本に電報が送られたほどの精神不調をきたしました[1]。当時は「神経衰弱」という診断名が使われましたが、うつ状態にあったといわれています。しかし帰国後には胃病に苦しみながらも文筆家として多くの傑作を世に出しました。英国留学時の不適応エピソードは、彼の異文化適応過程における一コマではありますが、「越境と適応」というテーマを巨視的に眺めると、彼の人生における海外生活体験の本質が見えてきます。初めての海外生活を始めるにあたり、「適応」か「不適応（適応障害）」か、といった二分法的な解釈に縛られないようにしてほしいと思います。

こころの健康の有様は主観的で相対的です。志の高い人ほど現実とのギャップが大きいことに苦しみます。当時の漱石の心境を想像すると、留学成果を求められる知的選良である国費留学生への期待は大きく、それに応えようとする自分への要求水準が高いほど、かの地の学問の深遠さを知って途方に暮れたのかもしれません。こういった思いは帰国後の作品にも表れています。たとえば『こころ』では、志の高さゆえに呻吟する明治時代の知的階級の姿が描かれています。適応もまた相対的であり、そして動的です。変化する環境と変化する自分との関係性は時とともに変容します。漱石が晩年に到達した「則天去私」（私心を捨てて、自然に身を任せて生きること）こそ、後述する適応過程における「受容」の心境といえましょう。

第二次世界大戦後の高度成長期には航空機による海外渡航が一挙に大衆化し、海外生活を送る駐在員や留学生が増えました。これにともない精神不調をきたす邦人が顕在化し、その要因の一つとしてカルチャーショックという言葉が広まりました。[2] 異なる文化にいきなり放り込まれ翻弄される事例が目立ちはじめ、海外で精神不調をきたした場合の対策の必要性が論じられるようになったのです。

筆者は、31歳のときに英国に留学しました。バブルがはじける直前のロンドンには、海外生活が初めての日本人が急増し、落ち込んだり、閉じこもったり、自分を傷つけたりする同胞例を散見しました。日本の医師免許証が使えぬなか、白衣を脱いだ精神科医として何かできることはないかと模索しました。かくいう自分も英国の職場で右往左往しながら悩み多き日々を過ごしていました。留学せずに日本で暮らしたであろう5年間とは全く異なる体験の日々で、適応の本態について考えるようになりました。

帰国後は、外務省や関連団体の若手海外赴任者の採用面接に携わり、赴任中のメール相談や巡回対面相談を通して彼らの悩みに耳を傾け成長を見守ってきました。これまで世界１４

0都市以上を訪れ、自ら面接した赴任者の適応や不適応の姿や、赴任先での勤務生活環境をこの目で見てきました。本章では、その経験をもとに、はじめての海外生活を前にもつべきこころの準備について述べてみます。

## 帰国を前提とした海外生活者の失うもの、得るもの

海外在留邦人は「外国に3ヵ月以上滞在するもの」とされ、長期滞在者と永住者に分類されます。前者は、海外での生活が一時的なもので帰国を前提としています。永住者は生活の本拠を海外へ移した人々で、原則として当該在留国などより永住権を認められている日本国籍保有者です。外務省では海外在留邦人調査統計として両者の総数を毎年公表していますが、世界中に配置された在外公館からの集計には時間がかかり、公表時の数値はおおむね1年前の実態値となります。これらの数値は届け出ベースなので、実際にはより多くの邦人が海外に住んでいます。

パンデミック直前の2019年10月時点の公表値は、長期滞在者89万1473名、永住者51万8883名でした。長期滞在者の動向はパンデミックの影響もあって1割ほどの減少に転じましたが、永住者数は増加を続けています。[3] このほかの出入国者は、旅行者と短期出張者などを含む海外渡航者です。2019年に約2千万人を超えていたのが、パンデミック中

の2021年には51万2244名と激減し、その後は再び増加に向かっています。[4]本書の読者は、海外駐在員、帯同家族、留学生など、帰国を前提とした海外生活を送る邦人を想定しています。大半が上記の長期滞在者に相当します。

「いつかは日本に戻る」ことを前提として、安全で便利な日本での生活を絶対基準として生活するならば、海外生活で困ることの総和はマイナス体験であり、それがゆえの喪失感が生まれます。たとえば3年間の海外赴任が決まれば、「今までの自分」の連続線上にあるはずだった日本での3年間の体験、出会い、キャリアなどを失います。日本にいたなら、あれもできた、これもできた、という心煩いです。これは海外生活を選ばなかった自分が体験するであろう日本での未来予想図における「喪失の先取り」であり、同世代との共有体験の欠落を知ったときの「振り返りの喪失」でもあります。

筆者が英国留学した5年間は、日本のバブル隆盛期でした。往路の機内で見た新聞の一面は世界的株価大暴落を報じるブラックマンデーの記事。到着した晩秋のロンドンの空は重苦しく、世相は景気後退の不安に満ちていました。一方、その頃の日本ではバブル景気が膨張を続けていました。当時の日本のかりそめの栄華や流行歌、流行語はぽっかりと自分の生活史から抜け落ちています。親族、友人の冠婚葬祭や集まりのほとんどに参加できず、徐々にいろいろな縁が薄れていきました。

これら失われた日本での年月のとらえ方は人それぞれです。頻繁な往来、多拠点生活、インターネットによる疑似生活体験により、喪失の部分的補完はできるかもしれません。自ら選んだ海外生活であれば、そうした対応ができるし何より納得感があります。そうでない場合はネガティブな喪失感を引きずることがあります。たとえば帯同配偶者にとっての職場での役割、帯同子女にとっての学校での役割の喪失は、過去に居た場所に戻れなくなる「居場所の喪失」となります。このように、海外生活の満足度を最も左右するのは、その動機付けです。自ら望んだ海外生活と、誰かに決められた海外生活とでは、上述の「喪失の先取り」の比重に大きな違いがあります。望まない海外生活の場合は、得るものへの希望より失うものへの落胆が大きくなりがちです。

しかし、話を聞いた多くの海外邦人と帯同家族は、海外生活で得たものについて前向きの気持ちをもっています。喪失を先取りし振り返る一方で、日本に居ればなかったであろう人との出会いや新しい体験に挑戦するチャンスがあり、振り返りの時にも豊かな成長体験を自覚する瞬間があるのも事実です。海外生活後に感じる bitter sweet な思いを、筆者は「知ってしまった悲しみ」と呼んでいます。大好きな料理が増えると選ぶのに苦労するように、人生の選択肢が増えるほど、何かを選ばずに失う悲しみが増してしまいます。しかし、海外生活を知らなかった自分と比べるならば、視野が拡大し自己探求が深化する豊かな悲しみでもあるのです。

さて、動機付け、渡航後の心境の変化などにより海外生活の満足度には個人差がありますが、それぞれが海外生活経験を身にまといながら帰国の日を迎えます。そしてその前から再適応の過程が始まることを知っていてください。多かれ少なかれ、海外渡航前と表裏一体の心理的反応が起きてきます。帰国せずに赴任地に残れば得られたであろう喪失の先取りや居場所の喪失などです。これらを喪失ととらえるか、知ってしまった悲しみと達観するかにより、人生の味わいが変わってきます。

## 適応をめぐる環境因と素因との関係性

私たちは「ストレスが溜まった」「ストレスのせいだ」「ストレスの症状だ」といった表現をよく使います。これらには精神不調（ストレス反応）と、それを引き起こす原因（ストレス要因）とが混在しています。いわゆる海外生活ストレスを、環境因（ストレス要因）と個人（素因）との関係性で起こる、いつもと異なる不快な精神的反応（ストレス反応）として整理すると解決の糸口がみえてきます。そしてこの過程には特徴的な時間的経過があります。

環境変化という原因（環境因）によってもたらされる結果（精神的反応）という因果関係の間には個人（素因）があります（図1）。これらの関係は、相対的かつ動的であることを思い出してください。本書では、項によって環境因を「ストレス要因」、精神的反応を「ストレス反応」と呼びかえていますが、意味するところは同じです。

図1 海外邦人の適応過程モデル

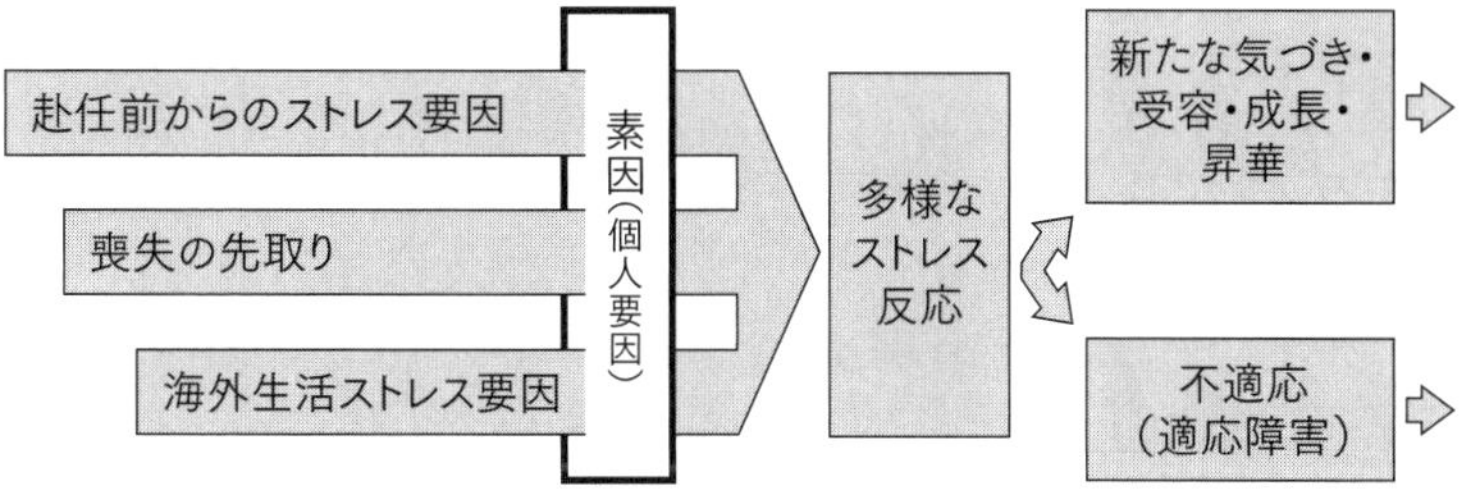


素因は、もって生まれた性格に、その人の経験や知識が加わったものです。ストレス耐性と言い換えても良いでしょう。ここで大事なことは素因が個人によって大きく異なることです。たとえば、Aさんは渡航後1週間で新しい環境になじんでいるのに、Bさんは何ヵ月経っても現地の空気、水、人に慣れず居心地が悪い、ということが往々にして起こります。同じ環境変化にさらされても人によって心身の反応は異なります。また、歳を重ねて対処行動を学ぶことで同じ人物の素因も変わりえます。遺伝的な素因が同一のはずの一卵性双生児が、異なる環境で育つと異なる人生を迎えるのもそのためです。

素因の礎となるのは脳です。ヒトは学習能力が傑出した哺乳動物で、並外れて大きな脳をもっています。ヒトの脳には家族の言葉とふるまいを覚え、文化を伝承していく機能が内在しています。「三つ子の魂百まで」といわれる通り、基本的には生来の行動パターンを繰り返しますが、困難を乗り越える度に対処行動を学んでいきます。

さて、海外生活に代表される大きな環境変化に対して脳はどのように反応するのでしょうか？　見知らぬ国の空港に降り立つとき、ヒトの五感はさまざまな環境変化をとらえてそれを脳に送ります。その変化は、見慣れぬ風景や人の立ち姿、異国の文字という目に入ってくるものだけではありません。微かな香辛料の匂い、初めて聞く言葉の響き、焼け付くような日差し、乾いた空気、肌を刺す寒さ、鼻毛が凍る冷気など、脳はその変化をすべて認知します。しかし視覚的な動物である人間は、目に見えない変化に気づきにくいという特性があります。「大切なものは目に見えないんだよ」は星の王子様の正鵠を射た言葉です。[5]視覚は環境変化の一部をとらえているに過ぎません。脳は目に見えぬ環境変化に自分を合わせようと、大仕事をしています。しかし大きすぎたり急すぎたりする環境変化についていけないとＳＯＳを出します。こころの反応としての喜怒哀楽のみならず、それに連動して多様な身体不調が発生します。このように適応の有様は、変化する環境因とその人の素因との組み合わせに左右されます。

## 環境因としての海外生活

海外での環境因を変化としてとらえると、自文化との差異が渡航後の環境変化ということができます。英国の研究者 Mumford, D. B. は自文化と渡航先の文化や生活習慣の差異をカルチュラル・ディスタンス（文化的距離）と表現しました。[6]この論文が書かれた時代と比べて世界情勢は激変していますが、今でも参考になります。その観点として、①気候、②服装、③言語、④教育、⑤食物、⑥宗教、⑦物質的満足度、⑧余暇の楽しみ、⑨家族関係、⑩婚姻関係、の10項目が挙げられています。それぞれの項目について自文化とのギャップの大きさを定量的に評価し、それらのパターンと総和とによって渡航による環境変化（ストレス要因）の質的かつ量的な差異を比較することができます。

しかし、多種多様な海外生活ストレス要因には、以下のように共通するものとそうでないものとがあります。海外進出の邦人事業場数は、2021年10月で7万7551拠点でした。[7]その業種は商社、金融、製造、ITなど多岐に渡り、業種特有の勤務ストレス要因がありまず。さらに海外生活ストレス要因には、平時と非常時におけるものとがあり、後者については原因となる事態によって自ずと様相が異なります。このように海外赴任先による環境変化を一口で表すのはたやすいことではありません。

### (1) 共通するストレス要因

筆者らは、次項で述べる通り、世界各地に暮らす邦人駐在員および帯同配偶者を対象とした聞き取り調査やアンケート調査から、海外生活に共通するストレス要因を「日本と比べて困ること」として抽出し、それぞれの項目について「困る度」を点数化しました。これによって、ストレス要因の色合いが国や都市によって大きく異なることが分かりました。[8]

### (2) 地域特異的ストレス要因

特定の地域に発生するストレス要因です。たとえばマラリアやデング熱といった熱帯感染症がある国では、蚊に刺されることが時に命に関わります。致死的感染症である狂犬病対策が不十分な地域では、野良犬のみならず他の動物による咬傷にも注意を要します。ボリビアのような高地では空港に着いた瞬間から空気が薄く歩行もままなりません。高地に体がなじむまでは動きが緩慢になります。サンクトペテルブルクのような酷寒の都市では、古い建物の屋根から落ちてくる鋭いつららに注意して歩道を歩かなければなりません。

### (3) 職場特異的ストレス要因

海外赴任先となる職場はその規模や職種により勤務環境はさまざまです。邦人勤務者が数名という小規模事業場は少なくなく、小所帯ゆえの対人葛藤が生まれやすくなります。現地社員の多寡によっても労務管理の負担が異なります。二国間関係の悪化による反日運動などが労使関係に影を落とすこともあります。

### (4) 期間依存的ストレス要因

特定の期間にのみ発生するストレス要因で、テロ、戦乱、自然災害、パンデミックなどがこれに相当します。大規模緊急事態にともなうストレス要因は上乗せの負担となります。詳細は第4章で述べます。

**(5)人物依存的ストレス要因**

海外事業場の多くは小規模ゆえ、リーダーのタイプによって勤務環境が左右される傾向が高くなります。「前の所長のときは良かったけれど今はね」というぼやきはよく耳にします。

## 海外邦人に共通するストレス要因

ここからは、海外邦人に共通する「日本と比べて困る」ストレス要因についてそれぞれ具体的にみていきましょう。

**(1)仕事の内容の違い**

海外という市場と商取引下での業務内容は、自ずと日本国内でのそれと異なってきます。英語や現地語での書類の扱いは、言語上の難解さだけではなく異なる商習慣にも精通していないと対応が困難です。たとえば賃貸住宅の契約書を読みこなすだけでも通常の言語能力とは異なる経験知が求められます。労働規範が微妙に異なる現地雇用社員の労務管理で苦労することもあります。多くの国では終業時刻のベルとともに社員が一斉にいなくなります。終業後にいるのは日本人社員ばかりという風景は珍しくありません。サービス残業に寛容な国は世界で少数派です。加えて、規模が小さいほど、海外赴任者の担当業務が広範となり兼務が多くなります。より少ない人数でより多くの仕事をこなす、という体制は質的な過重労働につながりやすくなります。兼務が多いのは同僚の帰国休暇時に補佐し合うという事情にもよります。お互い様ではありますが、海外小規模事業場でよくみられるエピソードの一つです。

### (2)仕事の量の違い

過重労働は残業時間をもって判定されるのが常ですが、質的な過重労働因子として重要視されている不規則勤務と深夜勤務[9]に着目すると、海外赴任者の職域における課題がより明確に見えてきます。時差のある日本との連絡調整のために早朝深夜の時間外勤務が発生することは否めません。海外赴任者の労働契約は、日本でのそれが基本となるものの、実際にはワークとライフとの線引きが難しい場面が多々あるのです。上記の兼務による仕事の不規則性も海外赴任者ならではの負荷となります。

### (3)日本人との関係

現地邦人コミュニティの大きさにもよりますが、日本人同士の距離感の変化がストレス要因となります。最大でも7万人程度の邦人コミュニティは、国内でいうなら小さな町であり、大半の邦人コミュニティはムラ社会のサイズです。そこでの人間関係は濃厚となり、もたれ合いつつ小競り合いをする傾向があります。これについては第2章のムラ社会症候群（63頁参照）で詳述します。

### (4) 現地の人との関係

生活習慣などの違いにより現地住民とのトラブルに発展することがあります。ゴミの分別、洗濯物の干し方、生活騒音、植え込み管理、雪かきなどの生活全般にわたるトラブル事例が報告されています。学童児の留守番が虐待とみなされ、近所から通報されたという事例もあります。

### (5) 社会基盤

社会基盤が整備された先進国は世界の少数派です。発展途上国の大多数は、道路、電力、下水道、公共交通、衛生状況に大きな課題を抱えています。当たり前に水道水が飲める、時刻表通りに電車が来るというわが国の「世界の非常識」に、あらためて感謝したい気持ちになります。

### (6)テレビ視聴・新聞購読などからの情報収集

情報収集源はインターネットの普及で大きく変化し、新聞購読という質問はいささか時代遅れになりました。30年前の英国では数日遅れで入手した日本の新聞をなめるように読んだものです。今では電子情報が主体となり、新聞紙面のみならずネットニュースを日本との時間差なく見ることができます。それ以外にもYouTubeをはじめとする動画視聴の選択肢が増えています。なお万単位の邦人コミュニティでは紙媒体の日本語情報誌が流通しており、日本のテレビ放送についても視聴が可能となっています。しかし、小規模邦人コミュニティでの情報収集にはいまも多くの制限があります。

### (7)通信手段の便

メールおよび携帯電話の普及により通信の便は格段に向上しました。しかし、だからこそ通信速度が遅い場合に、その恩恵を十分に受けられない不便さを痛感することになります。とくに動画再生が滑らかにいかない場合のイライラ度はかなり高くなります。なお、国によっては特定の情報源が遮断されたり、電話が傍受されることがあります。

### (8)医療や保健サービス

日本の医療レベルの高さ、医療制度の公平さ、医療費の安さもまた「世界の非常識」といっていいでしょう。医療の地域格差は地球規模の課題です。海外赴任者を送り出す企業の立場からは、先進国における医療費の桁違いの高さと発展途上国からの緊急医療搬送費用が問題となっています。

### (9) 自分の健康維持

健康維持のための予防的対策で大事なのは、食事と運動です。高カロリー高脂肪の食事が主体の赴任先での体重増事例はしばしば認められます。赴任中の定期健診を遵守できている企業は少数派かもしれません。海外赴任中の戸外運動については大気汚染や治安により制限される場合もあります。

### (10) 治安

これもまた日本の「世界の非常識」項目です。交通信号を守る歩行者、深夜に一人歩きができる都会、子どもが一人で学校に通える町、銃のない社会、例外はあるにせよ安全な日本を象徴する現象です。外務省の邦人援護統計によると、海外で犯罪や事故に遭って在外公館の援護を受けた事例数は2万295件[10]（2019年）にのぼりますが、当事者や帰属組織が対応した件数は計上されていないのでこの数字は氷山の一角です。

### (11) 気候風土

気候には毎日の最高温度、最低温度、湿度があり、四季の有無も重要です。四季は、慣習や文化にも大きな影響を与えます。たとえばシンガポールの気候は hot, hotter, hottest の3つしかないと、四季のはっきりした日本を懐かしむ海外邦人は少なくありません。また気候変動によると思われる洪水、水不足、山火事が増えています。呼吸器症状の悪化を招くほどの大気汚染も報告されています。今後、これらが地球温暖化の影響で増悪することも懸念されています。一方、筆者を含めて花粉症のない国に赴任し、春秋とも本当に楽だったという声もあります。

### (12) 社会規範

冠婚葬祭、商習慣などの社会規範は住んでみないと分からないことが多く、知らずに現地のタブーを犯して冷や汗をかくことがあります。たとえば、約束の時間を守ることは世界共通の美徳ではないようです。時間単位の遅刻でも悪びれない国や、お呼ばれした時に少し遅れて到着するのがよしとする国もあります。サマータイムのある国では、年に2回時刻表示が変わります。筆者の留学1年目には、それを知らずに遅刻し恥ずかしい思いをしました。

### ⒀文化や生活習慣

文化、生活習慣も然りです。生活の基本となる食事と排泄にしても、右手で食事をとり左手でお尻を洗う国では両者の扱いが異なってきます。非言語的コミュニケーションの違いも多々あります。たとえば日本風に人を手で招く仕草が「あっちに行け」という逆の意味をもつ国があります。陸続きの二国間関係の微妙な親近感と嫌悪感のバランスについては、両者の歴史を遡らないと理解できないことが多く、不用意に安直な一般論を話して現地住民から反感を抱かれることがあります。

### ⒁言語

言葉は生きています。そして言葉は文化や世相と密接につながっています。日本の語学学校だけでは学びきれないのが現地の言葉です。同じ国でも地域、年代、性別、社会的階層などによってバリエーションがあります。コミュニケーションの根幹ともいえるイエスとノーの使い方が国によって異なるのは困ったものです。英語では否定疑問文に対する同意の返答をノーで始めるので、時に誤解の原因となります。たとえば Do you mind to open the window? ときかれて Yes と答えるのは「窓を開けないでほしい」という非同意の返事になります。敬語と男女語を細かく使い分け、主語を省略しても会話が成立しうる日本語の特徴もコミュニケーションのつまずき要因の一つです[11]。

### ⒂物価

赴任地の物価を左右する要因は、国によってさまざまです。円高の時代は、どこに赴任してもそれなりの円高恩恵がありましたが、このところのデフレと円安で、海外赴任者の生活感は大きく変化しています。出張者にとっては外食代、タクシー代、宿泊代が物価の目安となります。筆者の海外巡回訪問の際には、赴任者の生活感覚を知るために、現地スーパーマーケットで卵とバナナの値段をチェックすることにしています。住むとなると、光熱費、水道代、食材費、公共交通費が気になるところです。国によっては自家用車やアルコール飲料への税率が高くて驚きます。たとえばシンガポールで新車を購入するには新車購入権が必要であり、その価格は大衆車でも7万シンガポールドル（約7百万円、2023年5月18日現在）と高額で、車両購入費に上乗せとなります。タイで購入する輸入ワインの価格は、酒税、物品税、輸入税のため日本の2倍以上します。賃金が円換算の場合には、為替変動が賃金に反映されるまでの時間差が大きいと、それらの損得に一喜一憂することになります。

### ⒃物品購入

赴任国によっては、日本で当たり前に手に入る物が入手困難となります。それが野菜やアルコールだったり常備薬だったりします。大都市圏では、パンデミック下でデリバリーサービスが随分と普及して国際的な業者が参入してはいますが、それでも手に入らないものがあります。筆者の場合、巨大ショッピングモールと高級デパートが林立するバンコクでも見つからなかったのは、好みのギター弦と電動歯ブラシの交換ヘッドでした。予定していた一時帰国時の購入を期待していた場合、それが叶わなくなったとき、にわかに不便さを味わうことになります。

### (17)食生活

海外巡回の際には、その土地の料理やお酒を味わうことにしていますが、脂っこいもの、スパイシーなものが続くと和食が恋しくなります。そこに住むとなればなおさらです。帰任者面談をすると中性脂肪の値が高くなった例が目立ちます。食後のスイーツの大きさと甘さの影響もあるかもしれません。またアルコール濃度の高い酒類を飲む習慣がある国は要注意です。中国の白酒《バイジュウ》はアルコール濃度が30～60度と高くストレートで飲むことが多いので、相手のペースに合わせて飲んで泥酔したというエピソードをよく耳にします。

### (18)余暇の過ごし方

日本で余暇をどのように過ごしていたかにもよりますが、仕事以外の生活パターンを継続できなくなったときには修正が必要となります。仕事帰りの行きつけ居酒屋、休日のテニスやゴルフ、毎朝のジョギング、ジム通いなど、通常は可能であったのが、パンデミックによる外出制限もあって、中断せざるを得なくなった地域もあるでしょう。その分、室内での趣味に目覚めたり、家族との時間に一層の喜びを見いだしたという声もあります。

**(19) 一時帰国のための利便性・費用**

海外邦人に共通するストレス要因ですが、筆者らの数千名を対象とした調査[12]では、日本との距離が大きい地域ほど顕著でした。アジア地域は、例外的にこの困り度が小さかったものの、新型コロナパンデミック下の「近いのに帰れない」という状況にはつらいものがありました。

**(20) 来訪者対応**

海外赴任前の送別会での社交辞令で「ぜひ遊びに来てください」と言ったものの、それを真に受けて遊びに来られると苦労します。生活立ち上げが終わり、現地生活に慣れるまで待ってもらった方が賢明でしょう。業種によっては日本からの来訪者のアテンドが避けられないことも多く、それが週末に重なれば家族の負担にもなります。

**(21) 子女教育**

現地での学校探しは、学童期の子女を帯同する際の最大の悩みどころです。その選択肢を大別すると現地校、現地校＋日本人補習校、日本人学校、インターナショナルスクールとなります。邦人コミュニティが小さく日本人学校がない場合には、その選択肢がなくなります。インターナショナルスクールの学費は高額で、職場の教育費補助だけでは払いきれない企業がほとんどでしょう。赴任期間に日本での中高受験が重なる場合には、家族のみが早めに帰国し赴任者が単身で残るケースが少なくありません。家族での海外生活と子女教育を天秤にかけることは難しく、苦渋の決断となります。

### (22) 使用人

赴任国によりますが、家事手伝いや運転手を雇う場合の心得が必要となります。残念ながら性善説的な対応が裏切られて人を信じられなくなった、という相談は少なくありません。女性の子連れ赴任の場合にも、信頼できる子守役をどう見つけるかが肝になります。

これらが多くの海外赴任者に共通して見られるストレス要因ですが、困り度を数値化して都市ごとに比較してみると、困り度の順位が都市によって異なることが分かりました。また同じ赴任地でも、赴任者本人と帯同配偶者それぞれの困り度順位をみてみるとその順位が多少入れ替わっており、動機付けや役割によっても困り度に差があることが分かりました[13]。

## 環境変化に対する適応の時間的経過

ここまでが環境因についての説明です。海外生活という大きな環境変化下では、失うものと得るものとが同時に発生するということを覚えておきたいです。

次に適応の時間経過について見てみましょう。海外生活に適応する過程には諸説あります。共通するのは、自文化との違いに大きく揺さぶられた後に逡巡し、最後には受容するという一連の心理反応です。環境変化に曝露された後に起こる脳の経時的反応ということができます。ここでは、初めての海外生活という大きな環境変化に身を置いてからの典型的な適応プロセスを、稲村博が『日本人の海外不適応[14]』で挙げた論を元に紹介します。海外邦人からの相談を多く受けるのは下記の不満期です。

**①移住期**：新しい環境に身を置き始めた時期。見るもの聞くものすべてが目新しく新鮮で、急激な環境変化に触れ日々無我夢中となる。また、住む家を探したり、荷物の整理をしたり、職場や近隣の人々との関係を作ったりと、忙しい生活立ち上げの時期でもある。この多忙さのために緊張と興奮の状態にある。渡航前に精神不調の既往のある人は、この時期に急速に症状が悪化したり、再発することがあるので無理は禁物である。一般には数週間から数ヵ月といえる。短期旅行者は、旅という環境変化を期待しそれを楽しむが、ここで

いう移住期で旅が終わり帰国する。しかし長期に住むとなると話は別である。

**②不満期**：移住期を経て、新しい生活に一通り慣れてほっとした頃から始まる。現地に対する欠点が見え始め、不便さ、不自由さが次々と目に付いてくる。日本と比べ、何かと能率が悪い、接客サービスがなっていない等と、一事が万事不満である。この時期に様々なトラブルが発生し、憂うつ、焦り、腹立たしさといった感情面の変化が起きることが多い。一般的に移住期を経た数週目頃からである。また、次の時期に至っても何かのきっかけでこの時期に逆戻りし、再び苦悩する場合もある。

**③諦観期**：ある程度冷静に周りを見ることができ腹が据わってくる時期。海外生活はこんなものだとか、この程度は仕方がないなどと納得し、あるがままに現地の環境や価値観を受け入れる。現地のよいところを認めながらやっていけばいいのだと、少しずつ考えられるようになる。しかしまだこの段階ではあきらめきれぬものもある。この時期の長さもまちまちで、短期間で経過する人もいれば、だらだらと行ったり来たりする人もいる。

**④適応期**：適応に達した時期であり、肩の力を抜いて現地生活を楽しめる「受容」の段階。現地の短所も長所もよくわきまえ、その中にいる自分というものの位置づけが客観的にできて、その場の状況に合った行動が過不足なくできる。こうなると、自分に与えられた条件下で生活を楽しむことができる。

**⑤望郷期**：いったん適応期に達した人は、それがいつまでも続くのかというと必ずしもそ

うではない。その後に、望郷の念が強まり、それに支配される時期が来る。日本に対する憧憬と、帰国願望が肥大してくる。これも個人差が非常に大きく、著しい人もいれば、そうでない人もいる。任期が3年程度の駐在員にこの時期が訪れることは少ない。10年単位の長期赴任者や移住者などで、それまでずっと適応していたのが、ふとしたきっかけで強い望郷の思いにかられることがある。

稲村は、これらの各期に関して、「他の条件が同じなら一般に上の順序で経過するのであるが、途中で条件が変わると経過が乱れ、逆もどりしたり、一足飛びに次の段階に行くなどさまざまな変化をみせる」[15]と述べています。各時期の長さも人によって異なります。

稲村論に付け加えるならば、初めての海外生活では不満期に起こる感情変化とその背景とを自己客観視することができず、無用な悪者さがしにエネルギーを費やしてしまうことがあります。坊主憎けりゃ袈裟まで憎い、という心情です。怒りの対象を別のものに置き換えることで、不全感と苦悩感が増幅して心身の不調が現れてきます。

これらが、自分が世の中の中心であるという自文化中心主義に根差していることに気づくと少し肩の力が抜けます。自文化中心主義とは「俺は日本人だから日本のやり方を通す。それが何か?」という独善的な考え方です。自分だけのモノサシで見ると、異なるモノサシをもつ相手を受け容れることできず、否定的で他罰的な眼差しになりがちです。海外生活は、新しいモノサシを手に取って眺め、それまでもっていた自分のモノサシとじっくりと照合するまたとない機会です。この作業を自ら行うことが第3章で言及するセルフケアの一つの形となります。

不満期に起こる葛藤を一人で扱うには手に余るときには傾聴、助言、介入、治療といった支援が必要となります。筆者らのアンケート調査[16]によると、こんな時の支援の担い手として求められているのは「海外生活に精通した精神科医や心理士」ですが、傾聴と助言に関しては非専門家でも対応できます。傾聴とはActive listeningの訳語です。聞き流すのではなく心を込めて耳を傾けることです。聴は耳偏に徳と書きます。徳の字には心が入っていますよね。助言については人生と海外生活の先達であれば、こころに響く言葉をもっていると思います。介入と治療には専門的な知識と経験が必要となります。詳しくは第3章で述べます。

## 適応がうまくいかなかったときの兆候とは

環境変化への適応がうまくいかず、不調（ストレス反応）をきたした場合の症状にはどのようなものがあるのでしょうか？　この項では、環境因によって生じる精神不調の兆候に加えて、身体の変化についても述べます。筆者が相談や介入を担当した海外邦人の精神不調例のほとんどは、海外生活という大きな環境変化によるものです。一部に認めた素因優位の事例

**表1** いつもと違う変化

| 精神面での変化 | 身体面での変化 | 行動面での変化 |
|---|---|---|
| ・よく眠れない<br>・ゆううつ、苦悩、涙もろさ<br>・不安、イライラ、カッとなりやすい<br>・活力低下<br>・集中力、判断力の低下<br>・喜び、楽しみの喪失<br>・自分を責める、過去を悔やみ未来を憂う | ・頭痛、肩こり、歯ぎしり<br>・めまい、耳鳴り<br>・腹痛、下痢、便秘<br>・食思不振<br>・息苦しさ、のどの違和感<br>・疲れやすさ、だるさ | ・表情の乏しさ、会話の減少<br>・身繕いに構わない<br>・業務効率の低下、ミスの増加<br>・遅刻、早退、欠勤<br>・業務棚上げ、締め切り延期<br>・ホウレンソウ不徹底<br>・引きこもり傾向<br>・アルコール、ゲーム、ギャンブル、インターネットなどへの依存<br>・反抗、回避、キレやすい |

にみられる兆候については、別の項で述べることにします。

以下に示す「いつもの自分との違いや変化」「自分一人では対処が難しい」といった不調に気づくことが、それらを引き起こした原因を理解するカギとなります。自分ではあまり気づいていないけれど周囲が心配するような「いつもと違う態度や言動」もあります。これまで海外邦人から相談を受けた典型的な「いつもと違う」具体的な兆候を、精神面、身体面、行動面から挙げてみます（表1）。これらの大半は一時的なものですが、遷延したり増悪したりする場合があります。

自覚症状としてとくに大事なのは、睡眠と活力です。睡眠障害には、床に入ってもしばらく寝付けない入眠障害、途中で目が覚めて再び寝付くまでに時間がかかる中途覚醒、早朝に目覚めてそのまま悶々とする早朝覚醒があります。そのほかに、眠りが浅い、眠っても疲れが取れないといった睡眠の質に関する訴えもあります。いずれも週に3日以上眠れないという状態が長期化すると苦悩感が募ってきます。

活力の目安には食欲、生きる喜び、希望的なものの見方などがあります。食思不振は食べる喜びの喪失です。好物を見ても食べたくないし口に入れても喉を通らなくなります。周囲が気づくとすれば「好みが変わった」「食が細くなった」「痩せてきた」といった変化があります。

精神面での変化を一言でいうなら、抑うつと不安による苦悩感の自覚です。最も多いのは気分の落ち込みです。ゆううつで涙もろく弱気になります。過去を悔やみ未来を憂い、時には自分を責めたりします。あらゆる活力が低下し集中力や判断力が低下すると、若い人でも「この頃もの忘れがひどいんです」という悩みを訴えることがあります。いつも楽しんでいるスポーツや音楽に没頭できない、面倒くさくなったというのも兆候の一つです。イライラする、カッとなりやすいという兆候もあります。他者を責める気持ちが強くなり、怒りのコントロールが難しくなると、後述の行動面の変化につながりやすくなります。

また、自覚症状として身体不調がしばしば随伴することを覚えておいてください。「身体化」というストレス反応の一つです。何もかにも「ストレスのせい」と片付けるのは極端な発想ではありますが、「なんだか調子が悪い」「風邪が長引いている」など、体の病気を疑って内科等で検査しても異常なしということから、精神科や心療内科に紹介されることはよくあります。身体面での変化はいつもと違う不調感の自覚です。もともとその人の弱い臓器の症状が現れることが多く、お腹系が弱い人なら腹痛、下痢、便秘、食思不振など、呼吸器系の人なら息苦しさ、喉の違和感など、頭系の人なら頭痛、めまい、耳鳴り、歯ぎしりなどといった具合です。頭痛の場合は、脳内の異常によるものではなく、こみかみや後頭部等の筋肉過緊張による筋緊張性頭痛がほとんどで、肩こりを合併します。ストレス要因が思いつかず、身体症状が悪化する場合には、しかるべき科を受診してください。

行動面での変化は、家庭、職場、学校などで「あれっ？　どうしたの？」と思う兆候です。外観では、顔色が悪い、笑顔や会話が減った、ふさぎこんでいる、寝癖のまま出勤、いつも清潔でお洒落な人が身繕いに構わなくなる、などです。仕事面では遅刻や早退、効率低下、ミスの増加、さらにはホウレンソウの不徹底、担当業務の棚上げ、締め切り延期などがあります。仕事量が変わらないのに残業が常態化するのは効率低下の兆候です。なお逆に、いつもイライラしている、キレやすくなった、反抗的な態度が目立ってきた、上司の指示を守らなくなったなどの兆候もあります。本来の業務や学業から逃避して、アルコール、ゲーム、ギャンブル、インターネットなどに依存することもあります。引きこもりについては、出社困難、不登校となって初めて事の深刻さに気づく事例があります。安全配慮義務の観点からも安否確認を行う必要があります。病状によっては危機介入や治療導入の必要性について検討しなければならないこともあります（第3章129頁参照）。行動面の変化は他覚症状であり、これについて周囲も気づく段階では、不調がかなり進んでいる場合が多く相談や助言のタイミングとなります。

## 海外は広大な精神医療過疎地

海外で「からだの病気」に罹患したとき、たとえば虫垂炎を発症したり骨折したりした場合、先進国の都市部であれば日本と同様の医療サービスを受けることができます。身体科医療の場合には、言葉が通じなくとも視診、聴診、触診、画像・血液検査データなどが診断と治療の大きな助けとなるからです。

これに対して、精神不調を相談するとき、とくに気持ちの微妙な揺らぎを訴えたいときには高度な現地語の表現力が求められます。母語が通じぬじれったさを感じる典型的な状況です。加えて、精神不調をきたした場合には母語以外の言語能力が著しく低下します。自動翻訳機を使って言葉の置き換えができたとしても、行間にある苦悩の本態を分かり合うには母語が一番であり、患者と医師の間での母語と母文化の共有はそれだけで治療的です。

実際のところ、日本で外国人の精神不調を診る難しさは、外国人医師が日本人の精神不調を診立てる難しさに通じます。精神科治療には、ちょうど良い投薬とちょうど良い言葉が必要です。しかし、そもそも診立てがうまくいかなければ、そのちょうど良さが得られないのです。また個人差を差し引いても残る国民性への理解がないと、目の前にある症状がそこからどれくらい逸脱しているかという「違和感」に気づけません。

筆者が海外邦人のメンタルヘルス調査を始めた30年前と比べると、欧米で研鑽を積んで現地での専門資格を取得したり、国際結婚カップルの子女がメンタルヘルス専門家として巣立つなど、日本語と日本文化を共有できる人材は少しずつ増えています。それでも今なお現地医療システムの中で精神科診療が許されている邦人精神科医は数少ないのが現況です。海外で日本語と日本文化を共有できるメンタルヘルス専門家に出会うことは難しく、大多数の海外邦人が広大な精神医療過疎地に暮らしているのです。その中でＩＣＴの活用による国境をまたぐ相談サービスが拡がりつつあります。これについては第5章で詳しく述べます。

残念ながら日本の医師免許証が通用する国はわずかにすぎません。先進国での例外は英国とシンガポールで、日本との相互主義に基づき定められた数の医療資格をお互い認め合う制度を運用しています。ニューヨーク、メルボルンといった先進国多文化都市であれば、現地の専門資格をもつ邦人メンタルヘルス専門家による介入や現地精神科医療機関での通訳者手配などが期待できます。またバンコク、シンガポールなど邦人人口の多いアジア大都市では、外国人向け医療機関に日本語サービス部門が用意されています。

発展途上国の多くでは治療導入の遅れにより症状が重症化しやすく、近隣先進国や日本への緊急搬送を検討せざるを得ない場合が多いのは、万国共通の医療過疎地問題です。海外で「明日まで待てない」ほど緊迫した事例が発生した場合への対応は、難しいと言わざるを得ません。精神保健関連法規と地域精神医療システムは国によって異なり、入退院の手続き、陸空路での移送のアレンジなども煩雑で支援者の負担は多大なものとなります。医療過疎地ほど早期発見、早期治療が重要であり、予防が第一であるという鉄則が、海外邦人にこそ当てはまることを理解してほしいと思います。

## 海外で起こりうる精神不調の予防はできるのか

では、精神医療過疎地である海外で、こころの健康を守るための予防はどうしたらよいのでしょうか？

精神不調の予防ってできるんですか？　という質問は国内であってもよく受けます。難しい質問です。なぜなら大半の精神障害の病因は未だ解明されていないからです。原因が不明のため、治療は原因療法ではなく対症療法が主体です。たとえば結核による肺炎では、病原となる結核菌が同定され、薬物投与で結核菌の増殖を抑え込み肺炎が治癒します。そのような原因治療法はまだ開発されていないのです。医学は実証的な因果関係をもとに治療や予防を考える学問ですが、主として脳を対象とする精神医学はそこまで発達しておらず、病因論に基づく断定的な回答はできません。どうしても歯切れが悪くなります。

海外での予防となると、回答の歯切れはさらに悪くなります。その理由は海外の生活勤務環境や地域医療制度の多様性です。海外でのリスクマネジメントは、どこに赴任するのか、誰と一緒なのか、いつまで滞在するのか、などによって大きく異なってきます。

海外で精神不調の予防ができるとすれば、自分で自分の身を守るためのセルフケア能力を高めることと、いざという時にお互いがお互いを支え合うためにコミュニティの支援力を強化しておくことの2つが重要です。

セルフケア強化には、メンタルヘルスに関するリテラシー向上と、それに基づくセルフモニターが含まれます（第3章参照）。自分で自分の身を守るためには、精神不調に関する基本的知識を身に付けることが欠かせません。「知る」ことで、自らの変化を察知する力を高めるということです。そして、目に見えない環境変化とそれに対する自分の反応を内省し、客観視する作業が「言語化」です。的確な言葉で自分のこころに起きている変化を表現することができると、適応過程における不調をある程度軽減することができます。自らの気づきにより言語化が進む場合もありますし、メンタルヘルス専門家による説明により「そうだったのか」と合点する場合もあります。

もちろん言語化の限界はあり、時間の助けは必要です。環境適応に関するリテラシーの向上が早期発見、早期治療につながり、海外でのセルフケア能力の強化の礎となります。「環境変化に対する適応の時間的経過」の項（24頁）で述べた通り、適応は時の流れとともにあり、受容の時を迎えることでそれまでの葛藤が緩和され昇華することが期待できます。だからこそ時間の治療的意味も知っておきたいものです。

コミュニティでの啓発教育は、精神科医がいない地域での支援基盤の底上げとなります。いわば隣人力の強化です。これから海外生活を始める人たちのセルフケア能力を高めることが、ひいては隣人力強化につながります。筆者は、世界各地の邦人コミュニティでの予防的啓発教育を官民産学協働で推進することで、早期相談、早期介入、早期治療が進むと信じ活動を続けています。これについては第5章で詳述します。

## 第1章　引用・参考文献


1 出口保夫『ロンドンの夏目漱石』河出書房新社、１９８２。

2 稲村博『日本人の海外不適応』ＮＨＫブックス、日本放送出版協会、１９８０。

3 海外在留邦人調査統計、２０２２年10月1日。
https://www.mofa.go.jp/mofaj/toko/tokei/hojin/index.html

4 出入国在留管理庁ホームページ
https://www.moj.go.jp/isa/publications/press/13_00020.html

5 サン・テグジュペリ著、内藤濯訳『星の王子さま』第66刷改版、岩波書店、１９９８。

6 Mumford, DB・Babiker, IE "Validation of a self-administered version of the cultural distance questionnaire among young British volunteers working overseas." European J. of Psychiatry 12 (4): 244-253, 1998.

7 外務省海外進出企業拠点数調査
https://www.mofa.go.jp/mofaj/ecm/ec/page22_003410.html

8 鈴木満編著『異国でこころを病んだとき―在外メンタルヘルスの現場から』弘文堂、２０１２。

9 鈴木満研究主任「長距離陸路運転業務者の睡眠障害の実態調査―労働災害予防のために」産業保健調査研究報告書、労働者健康保健機構岩手産業保健推進センター、２００５。

10 ２０１９年海外邦人援護統計
https://www.anzen.mofa.go.jp/anzen_info/pdf/2019.pdf

11 平田オリザ『わかりあえないことから―コミュニケーション能力とは何か』講談社、２０１２。

12 岩戸清香、鈴木満、山本みゆき、高見知世「海外邦人勤務者を対象としたストレスチェック制度の導入―第３報―」産業精神保健27、日本産業精神保健学会抄録集、２０１９年8月30日。

13 前掲書8。

14 稲村博『日本人の海外不適応』日本放送出版協会、１９８０、162-168頁。

15 前掲書14、173頁。

16 鈴木満研究主任「日本企業東南アジア駐在員のメンタルヘルス事情―フィリピン、シンガポール、インドネシアでの調査より」海外邦人医療基金調査報告書、２０１２。

# 第2章

# 海外生活ストレス症候群

## 海外生活ストレス症候群とは

第1章では海外生活におけるストレス要因の地域差とそれにともなう多様性、そしてストレス反応に至る共通項と変異項とを切り分けることの重要性について言及しました。本章では今一度、海外生活者に共通するストレス要因すなわち「海外生活ストレス症候群」について論を進めます。症候群とは「ある特定の病的変化を基盤として出現する一群の身体・精神症状」と定義されています。本項で述べる海外生活ストレス症候群とは、赴任先にかかわらず海外邦人にしばしば観察される共通の症状をまとめたものです。変異項に着目した海外特定地域のストレス症候群や、在日外国人にもみられる異文化ストレス症候群については章末に紹介します。

海外邦人の陥りやすい精神病理や構造的問題を症候群としてとらえるメリットはいくつかあります。第一に、環境因と素因との関係性をパターン（診断的見立て）として認識することで、迅速な問題解決型対応ができるようになります。巡回相談などの1回限りの面談で見立てを保留することは解決を大きく遅らせます。当人が抱えている苦悩の本態を素早く理解し、適切なアドバイスをその場で提供できるのが大きなメリットです。問題を先送りにするほど苦悩感は増し、それを支える家族や同僚は疲弊し、場合によっては待ったなしの危機的状況に陥ることもあるのです。

第二のメリットとして、個別的な問題ではなく勤務環境や人事制度などの構造的問題を明確に同定できる場合は、ストレス要因や自身の行動パターンを外在化、すなわちいったん机の上に並べ客観的に眺めることで自責感や他罰的行動を修正できます。これはセルフケア能力の強化ということもできます。

第三のメリットとして、海外邦人の診断経験をもたない医師の過小診断と過大診断の振り幅を最小限にすることができます。担当医師自身に海外在住経験がなくとも、典型的症例集として手元に置くことで鑑別診断の助けとなります。もっとも症候群として定型化することで安易な一般化につながる危険は否めません。診断に当たってはステレオタイプな思い込みに至らぬよう、細心の注意を払う必要があることも強調しておきたいと思います。

以下に駐在員本人、帯同家族、青年期の留学生・インターン・ワーキングホリデー、中高年期のリタイア後海外生活者にしばしば観察される症候群を示します。これらは基本的に平時における環境因と素因との相互作用によるものです。

素因優位の事例で緊急介入が必要な、いわゆる精神科救急事例に相当する場合の対応については第3章に、急激かつ甚大な環境変化（大規模緊急事態）にともなう環境優位事例への対応については第4章にまとめました。

## 駐在員本人の場合

筆者は、国内での赴任前相談、海外での巡回相談、さらに海外でのストレスチェック結果に基づく高ストレス者面接に携わり、世界各国各都市で働く邦人から多くの声を聞いてきました。そこには地域や都市による環境因の違いを超えて、数多くの共通点が認められました。

ストレスチェック制度は、労働安全衛生法により2015年に導入され、日本国内の50人以上の事業場に実施義務があります。職域環境と心身の状態についての複数設問に勤務者自身が答えるもので、その目的は回答の集計結果に基づく勤務環境の改善です。環境因の重要性が高い海外勤務者にこそ有用な制度といえます。海外で事業を展開する多くの日系企業が海外赴任者を対象にすでに実施しています。筆者らは、国内版に生活環境の重要性を加味した海外赴任者版（101頁表2参照）を開発し、これまでのべ数万件の回答を解析するとともに、高ストレス者面接にも対応してきました。高ストレス者面接とは、高いストレス反応を示し個別面接を希望する回答者に対して行うもので、現在のところ回答者の1％程度がその対象となっています。

これらの知見から、海外の邦人コミュニティで共通して観察される精神不調について共通項の再抽出を行い、海外生活ストレス症候群として類型化を試みました。この中には、累計

1万人を超える海外赴任者採用面接と採用後のフォローアップ経験も含まれます。多くの海外邦人事例を経験すればするほど、異口同音に語られる構造的課題が見えてきます。そのジャブ感が、筆者を環境反応の類型化作業に向かわせました。

## 慢性過重労働症候群——いつまで続く忙しさ？

一過性の働き過ぎではなく、恒常的な働き過ぎによって疲労が蓄積し、精神不調をきたす症候群です。日本国内では、労働基準法により労働時間が法的に定められており、長時間労働者への面接指導が強化されています。しかし海外の小規模事業場で人手不足が発生すると過重労働が常態化することがあります。過重労働への人事的な采配も期待しにくく、緩衝的な支援が少ない労働環境で起こりやすくなります。

長時間労働者の健康リスクは、脳梗塞や心筋梗塞といった循環障害とうつの症状です。働き過ぎが、過労死、過労自殺などを惹起するのは日本も海外も同じですが、とりわけ日本との時差が大きな赴任先では、早朝深夜の時間外会議が深夜勤務、不規則勤務という負担となります。休日でも日本からの出張者への現地案内などの職務外労働があり、公私の境が曖昧となる場合も少なくありません。食事や飲酒をともなう接待が仕事とセットとなっている場合には、健康管理もついおろそかになります。

過重労働による負荷は労働時間だけでは計れません。質的な過重労働因子には、不規則勤務、拘束時間が長い勤務、出張の多い勤務、交代制勤務、深夜勤務、精神的緊張をともなう勤務などがあり、これらが複合的に絡み合う場合もあります。長時間労働のみを指標にしていると過労の本態を見逃すことがあります。なお同じ長時間労働でも「望まない長時間労働」も質的な過重労働因子と言うことができます。裁量権をもつ経営者や芸術家が嬉々として長時間労働を続け、なおかつ健康長寿という実例は少なくありません。しかし業務に動機付けをもてない場合には、たとえ1分の超過勤務でもこころの負担になりえます。安全配慮義務やコンプライアンス遵守という観点からも、海外勤務者特有の過重労働因子を把握しておく必要があります。

海外での緊急事態もその一つです。いったん緊急事態に巻き込まれると、それに対応するための業務が通常業務に上乗せされ、その分業務負担が増えます。緊急事態がゆえに締め切りに追われる案件も多くなります。そして事態が長引けば、質量ともに仕事が増加して残業時間も長くなります。

本症候群への対応は、日本国内での長時間労働対策では足りません。勤務とプライベートとの境界線が引きにくい海外勤務にあっては、時間外労働の申告に至らない業務や前述した海外勤務特有の質的な過重労働因子があります。これらにも目を向けた共感力と労務管理の姿勢が本社人事担当者に求められます。過重労働の恒常化がもたらすのは身体的な疲労蓄積だけではありません。心理的な徒労感や活力低下はより深刻です。この忙しさがいつまで続くのか、どのような支援がいつ得られるのかといった見通しを示すことで、赴任者は心理的なエネルギー配分をできるようになります。過重労働の調整弁としての業務応援については、非常時の対応として想定しておくべき備えです。また健康保持とねぎらいのための休暇取得は、疲労回復のみならず社員の動機付けを高めるためにも有用です。

## 抱え込み症候群――余人をもって代えがたい？

前述の慢性過重労働症候群とも共通する働き過ぎの症候群です。この症候群に陥りやすいのは、あれもこれも自分でやりたがり、自分がいないと仕事が回らないような環境を自ら作り出してしまう過剰適応の行動傾向です。過剰適応とは、職場の期待に無理に自分を合わせようとして、自分の能力や活力を超えた度の過ぎた対応をすることです。実際のところ、周りはそこまでの労働を求めていないにもかかわらず、本人が希望して仕事を増やし、燃え尽きに至るというのが慢性過重労働症候群と違う点です。その意味で、慢性過重労働症候群をもたらす環境因への過剰適応が抱え込み症候群であり、素因優位の症候群ということができます。

抱え込み症候群に陥るのは、真面目で意欲的、責任感が強く、短期的に見るなら職場には欠かせない社員でもあります。このような素因が少なからずあるからこそ、海外赴任の任が回ってきたこともあるでしょう。上司、同僚も本人の働きがありがたく、頼りにします。本人も頼られることを意気に感じ、その一見 Win-Win の関係性のループをなかなか脱せない。気がつけば、その社員がいないと回らない職場が出来上がっています。しかし、こと海外事業所となると、抱え込みの結果燃え尽き倒れてしまっても、すぐには代わりの人員を当てられません。意欲を失って担当業務を投げ出さざるを得ない本人も不本意ですが、そのしわ寄せとして同僚に新たな過重労働が発生してしまいます。抱え込みが顕著であれば、担当内容の共有や引き継ぎも不十分であり、途端に業務が立ち行かなくなります。

この症候群の特徴は、同じ行動パターンを繰り返すことです。真面目さと責任感の強さゆえに、活力が回復すると失敗を挽回しようとして同じ転帰をたどってしまいます。予防するには、まず本人が自分の行動特性に気づくことが必要です。自分の過剰適応パターンを客観視し、行動変容につなげることが根本的な対策となります。

帰国して精神科を受診、「うつ病により自宅静養と投薬治療を要す」というお決まりの診断書に従って回復したものの、その後に同じ轍を踏むという典型的な対応ミスは避けたいものです。本人のみならず人事担当者に症候群として説明し、抱え込みに至りやすい行動特性や職場に及ぼす影響などについて心理教育を行うことでキャリア支援の修正が可能となります。グローバル人材の選考チェックポイントとしても知っておきたい症候群です。「余人をもって代えがたい」という評価は、本人の耳には誇らしく響く殺し文句であり、赴任への背中を押す言葉ではありますが、実のところ過剰適応の可能性を示唆する囁きでもあるのです。

## 小規模事業所症候群——ドミノ倒しに要注意

これも慢性過重労働症候群、抱え込み症候群に連なる過重労働の問題を根としています。10人未満の海外小規模事業所で起こりやすい症候群です。海外赴任者はその福利厚生の一環として、企業や赴任地によって期間や頻度は異なるものの一定期間の休暇をとり、多くの場合日本へ一時帰国します。健康管理休暇とよばれるごとく、定期健診にあてたり冠婚葬祭へ参席したり日本の情報キャッチアップなど、とりわけ単身赴任者にとっては必須のものです。しかし休暇取得者の業務が留守番組の同僚に振り分けられるのはお互い様です。ここで特定の人に労務過集中が起こると過重労働が発生します。それだけではありません。「なぜ自分だけが忙しいのか」という不公平感は海外勤務の動機付けを揺るがし、上司や組織全体への不満につながりやすいのです。

このような状況で誰かが精神不調で倒れるとドミノ倒しのように不調者が発生するというのが、小規模事業所症候群です。前出の抱え込み症候群が小規模事業所症候群に重なると、事態はより深刻となります。小規模ゆえの結束感や協力体制を作りやすい反面、逃げ場がない密接な人間関係下で小さな行き違いから生まれた上司部下間葛藤や同僚間葛藤が肥大化すると、結束感は緩んで逆に不平不満が渦巻く職場になり、生産性も低下します。海外の事業所の多くは小規模であり、国内に比べて人員補充や交代人員派遣は困難です。ひとたびこの症候群が起こると立て直しに多大なエネルギーを要することになります。

　これには、組織のリスクマネジメントとして海外小規模事業所の人間関係を日頃から把握しておくことが肝要です。全員が心待ちにしている休暇を公平に取得し、休暇中の業務分担についても申し送りを徹底する、他事業所と連携協力するなど十分な予防的配慮が求められます。精神不調者が発生した場合は、可能であれば社員や帯同家族とともに現地での治療的介入を後方支援すると同時に、減員となった職場の過重労働対策に手を打たねばなりません。単身赴任者の場合や医療体制の整っていない発展途上国では、不調者の先進国大都市への移送や帰国治療の段取りについても検討しておく必要があります。

　ＯＫＹという有名な駐在員用語があります。赴任者の疲弊状態や切迫した職場の状況をいくら説明しても本社側の理解が得られず、思わず独白する「お《O》まえが来《K》てや《Y》ってみろ」という言葉の略語です。本社人事担当には海外の小規模事業所で発生しうる構造的な人事問題を予見しそれに備えてほしいと思います。

## 赴任延長症候群――赴任前と話が違います

ほとんどの場合、海外赴任には予定されている任期があり、赴任前の内示でその説明を受け同意するというステップを踏みます。赴任者はライフイベントを想定した生活を設計して海外生活に臨みます。老親の介護が予想されるなら、その任期を前提に介護計画を組み立てるでしょう。家族を帯同しているなら、子どもの教育をどこで受けさせるかをその任期に応じて組み立てるでしょう。しかしさまざまな事情により、任期を過ぎても赴任が延長され、帰国が叶わない場合に起こる心理反応が、赴任延長症候群です。ここで大事なのは延長が意にそぐわないということです。海外赴任者本人が延長を希望していれば、その本人にはこの症候群は発生しませんが、帯同家族にはあてはまることがあります。

人生設計の見直しは、第1章で述べた「喪失の先取り」(6頁参照)でもあり、慢性的なストレス要因となります。「喪失の先取り」とは、海外生活を選んだことで失う日本での生活体験や出会いを予測的に体験することです。赴任期間の延長により、覚悟して先取りしたはずの喪失期間も延びてしまいます。帰国後の婚活、妊活、子女進学、介護などを予定していた駐在員から「話が違う!」という厳しい声があがるのはそのためです。第4章で述べる大規模緊急事態もそうですが、後任者選任トラブル、会社方針の転換などで想定外の赴任延長は起こりえます。

新型コロナパンデミックによる帰国困難、後任赴任困難による赴任延長によりこの症候群が世界各地に発生しました。予定していた婚約者との挙式と披露宴が数回延期となった事例、危篤の親族との別れに立ち会えなかった事例などの相談を受けました。社員の人生設計が会社の都合で覆される喪失感について、人事担当者はどの程度想像力を働かせられるでしょうか？　見通しのない赴任延長には精神不調リスクがともなうという点を知ってほしいと思います。たとえ駐在員との合意を得られていても、赴任延長が決まった場合は言葉を尽くしてその理由を説明することが信頼関係維持に欠かせません。一方で、激動の時代にあって、駐在員本人にも赴任延長というプランBを想定した柔軟性が求められましょう。

## ワークライフバランス葛藤症候群──何が正しいんだっけ？

海外赴任は、職業人生の節目であり、それまで培ってきたワークライフバランスが問われる機会でもあります。日本で当たり前と思っていた働き方や生き方とは違う価値観に戸惑うこともあるでしょう。たとえばヨーロッパ諸国には、労働は自分の人生の時間を会社に切り売りしているという労働規範があります。そのような国では、定時の時報とともに社員全員が退勤するのが当たり前です。残業は労働契約違反というだけでなく、自分のライフとワーク両方を同じく大事にする姿勢からも否定されるのです。就業時刻を過ぎて職場に残っているのは日本人だけ、という毎日に違和感を覚え、人生まるごとの方向性に悩むのがワークライフバランス葛藤症候群です。これは日本国内の世代間葛藤要因の一つにもなっています。

駐在員の毎日は、海外生活自体がまるごと仕事であるという意味においては24時間勤務といえましょう。日本から出張者が来れば、食事やゴルフに連れていくなど、日本にいるよりもワークとライフを切り離せない環境に置かれます。日本では当たり前だった職場慣習を異なる労働規範に触れることで問い直し、時には上司批判、会社批判、日本批判にエスカレートすることもあります。とくに多文化都市での標準は多様であり、基本的に均質と平等を是とする日本的価値観との葛藤が起きると、自身の行動規範が見えなくなります。

米国メジャーリーグで足跡を残したイチロー選手は、近年注目されてきたワーク・エンゲイジメントという労働観を体現しています。職場である野球場を離れても、野球のための鍛錬を怠らず、試合に入る前からバットやグローブの徹底したケアを行う求道的な姿勢が注目されました。これは、個人対仕事という欧米的な対立関係でも、組織に個人が取り込まれている日本的カイシャ関係とも異なります。熱意をもって取組める仕事に没頭し、そこから個人が活力も得ているという状態のことで、ポジティブで充実した心理状態をいいます。バーンアウト（燃え尽き症候群）の研究者だったSchaufeli, W. B. らが提唱した概念です。彼は「（略）バーンアウトしていないことは幸せであることの一部ではあるが、それがすべてではない。バーンアウトしていないからといって、必ずしも幸せであるとは限らないからだ。本当の幸せにつなげるためには、バーンアウトの低減とともに、仕事で活き活きとした状態を高める必要があるのではないか」[1]と述べています。

最近では働き方改革から一歩踏み込んだ働きがい改革が注目されています。ワークとライフの黄金比率は、単純生産拡大時代の残影となっており、ワークライフバランス葛藤症候群に対する現法上の解釈はあっても、解答ではありません。働き方改革から働きがい改革へと向かうなかで、ワークとライフの関係性は、雇用者視点のスタイル主体から勤労者視点の動機付け主体へと変化しています。

労働と精神不調の関係を論じる産業精神医学では、労働がもたらすネガティブな面に焦点を当ててきました。しかし、生きがいや満足感も、他ならぬ労働から得られるのです。上述した通り、長時間労働者という観点ではワーク・エンゲイジメントとワーカホリックが同じに見えますが、両者の仕事との関係性は異なります。前者には労働を楽しみ「こうしたい」というポジティブな内的衝動がある一方で、後者には働いていない状態への罪悪感と「ねばならぬ」というネガティブで強迫的な動機付けがあります。

その発展形としてワークライフシナジーという概念もあります。プライベート（ライフ）を充実させてそこで得たインプットを、仕事（ワーク）でのアウトプットに活かすという仕事と生活の相乗効果をさします。仕事の対価を得るビジネスキャリアと、それ以外の社会生活（ソーシャルキャリア）が、ともに響き合い共存する「パラレルキャリア」がそのベースとなります。ワークとライフの境界が曖昧な海外駐在員のライフスタイルは、光の当て方によっては混然一体のパラレルキャリアとなり、それぞれを高め合う可能性があるのではないでしょうか？

## マルチスタンダード混乱症候群——腹落ちできない価値観

ワークライフバランス葛藤症候群が労働規範の文化差に根ざしたものであるのに対して、本症候群は、より広く深いカルチュラル・ディスタンスへの気づきによって引き起こされる生活全般にわたる混乱であり、海外生活における成長痛のようなものです。一つの原則に基づいて行動しても足元をすくわれるような体験が相次ぐと何を基準にしてよいか分からなくなります。第1章24頁「環境変化に対する適応の時間的経過」で言及した適応期を迎えるための通過儀礼ともいえます。海外で新しく得た価値観は、自分に上書きされるわけではありません。それまでの価値観は確実に残っていながら、そこに並列追加されるものです。並列されたいくつかの価値観の間で葛藤が起こるのがマルチスタンダード混乱症候群です。

筆者の留学先に日本の大学院時代の恩師が訪ねた時のことです。恩師は、私の留学先のボスとは旧友であり、ファーストネームで呼び合う仲です。筆者もまた英国の流儀に則り二回り年長のボスとファーストネームで呼び合う関係を築いていました。しかし3名の会話中で、私がボスをファーストネームで呼んだ時に大きな違和感がありました。日本の師弟関係にある縦の社会規範と英国の多国籍研究室にあるフラットな関係性の軋轢を体感した日でした。

第1章で紹介した海外生活ストレス要因のなかでは、現地の人との関係、社会規範、文化や生活習慣、社会基盤、子女教育、医療や保健サービスがとくに関係深いものです。今まで信じていた日本の常識や性善説による解釈が通用しない、いわく理不尽な体験を受け入れられない状況です。たとえば能力を伸ばしてあげようとする親切心から新しい仕事を与えても拒絶するお手伝いさん、劣悪なサービスでも要求されるタクシーでのチップ、会食に2時間遅れて来て平然としている同僚、ゴミだらけの道路、携帯電話に大声で返答する地下鉄乗客、子どもの留守番を虐待と通報する隣人など。安全、清潔、礼節を享受できる日本の常識は良い意味で世界の非常識なのです。ここでも赴任前研修などで事前に現地の価値観を知ることは力になります。

この症候群への対処法を一言でいうなら、カルチュラル・コンピテンス（文化を感じる能力）の開発と強化です。左手を不浄とする宗教の国に赴任し、それを知らずに子どもの頭をなでたりして、現地の人々に嫌な思いをさせることがあります。逆に日本では苦を連想する数字の9は、タイでは前進や進歩を連想する縁起の良い数字とされています。そういった世界各地の文化的特性をそらんじるのは難しいですが、文化によって行為、表現上のタブーや好き嫌いがあることを知り、それらの存在を想像できる能力を育てることで、海外赴任後の近隣関係や労使関係が円滑に運びます。海外生活に限ったことではありません。人気テレビ番組「秘密のケンミンshow」で紹介される日本各地のご当地ネタには、長く日本に住んでいても驚かされることが多いですね。もっと身近な例を挙げれば、人口の1割近く存在する左利きの人たちが抱える右利き優位文化への不満に気づかずにいる人は少なくないでしょう。分かり合えない男女や親子間の感情の機微は普遍的なテーマでもあります。このように複数文化間の違いに気づき、それを理解し、それぞれの文化の特性を尊重し超越する能力がカルチュラル・コンピテンスです。

その対極にあるのが「わが国が一番、わが社が一番」といった自文化中心主義です。レストランでのチップが従業員の大事な収入源となっている国で食事をして、「俺は日本人だからチップは払わないよ」とうそぶく輩を見たことがあります。右利き優位社会、男性優位社会にも自文化中心主義の片鱗が見てとれます。

## サンドイッチ症候群——上司と部下とにはさまれて

中間管理職にみられる、上司からは期待され、逆に部下からは頼られ、双方からのプレッシャーで押しつぶされる症候群です。見方によっては上司によるパワーハラスメント、部下からのいじめというシナリオにもなります。厚生労働省のワーキンググループは、職場のパワーハラスメントを「同じ職場で働く者に対して、職務上の地位や人間関係などの職場内の優位性（上司から部下に行われるものだけでなく、先輩・後輩間や同僚間などのさまざまな優位性を背景に行われるものも含まれる）を背景に、業務の適正な範囲を超えて、精神的・身体的苦痛を与えるまたは職場環境を悪化させる行為」とし、職場でのコンプライアンス上の重要課題としています。

これに対して部下から上司への迷惑行為は、パワハラではないという思い込みで過小評価されています。これは「職場のいじめ」と定義され、パワハラと同様の位置づけをすべき深刻な問題となっています。具体的には、上司の指示を無視する、CCメールで上司を非難、罵倒し人格否定するなどの行為があります。人員的に余裕が少なく人事担当者や産業医が介入しにくい職場で起きやすい「モンスター化」です。小規模事業所症候群で取り上げた通り、濃密な人間関係は逃げ場がなく葛藤を生みやすい特性があります。支援者となるはずの同僚がストレス要因になってしまうと、とくに事は厄介です。誰にも相談できない状況になれば孤立・孤独といったメンタルヘルス増悪因子が加わり、次項の依存助長症候群のきっかけになりかねません。

加えて中間管理職に就く40～50歳代には、ミドルエイジ・クライシスという複合的ストレス要因が降りかかります。中年期を迎え心身の活力の衰えによりこれまでの成功体験がそのまま叶わなくなってきたことで、自分自身を振り返り、このままでいいのかと不安や葛藤を抱えるものです。子育てや介護などの社会的役割も高まりやすい年代でもあります。これは男性に限ったことではありません。女性も閉経などの身体変化とともに陥る可能性があります。子女が日本での受験年齢を迎えると、海外生活は初めてではなくとも単身赴任という事情が発生するかもしれません。これも中間管理職の孤独感を助長します。複数回の海外赴任を乗り切ってきた強者でも、初めての単身赴任はハイリスクという認識をもつべきです。

## 依存助長症候群――時間とエネルギーを奪われる

依存とは、自分以外の何かに過度に頼り切ってそれが生活の中心になってしまうような状態です。医学的にはその程度によって乱用と依存を区別しています。乱用の場合は、多くは一時的で自ら制御することができますが、依存では、興味の対象が限定かつ深化し、知的活動に使う時間とエネルギーが奪われます。依存から抜け出すのは難しく、重度の依存には専門医による治療が必要です。

依存の対象はアルコール、薬物、ギャンブル、インターネット、ゲーム、セックスなど多岐にわたります。ここでも乱用と依存との境目があります。過度の耽溺を禁ずることで解決しないのが依存の厄介なところです。なぜそうしているか、何を満たそうとしているのか、依存行動の根底に何があるかに目を向けるのが治療の第一歩です。

タイ赴任中のパンデミック下での相談内容と筆者自身の体験から、孤独が依存の増悪因子であることをあらためて痛感しました。依存の対象は、年代や生活嗜好によりさまざまです。数ある薬物依存のなかでもアルコールは最も身近な依存対象です。もっともアルコールとの付き合い方は赴任国の宗教や商習慣によって千差万別。飲酒ご法度で入手困難なこともあれば、酒席を共にしないとビジネスパートナーになるチャンスを逸するような国もあります。メンタルヘルス上の問題となるのは、過度の習慣的飲酒です。

単身赴任の駐在員は、深酒を注意する家族もいないことから飲酒も自己管理となり、酒量が多くなりがちです。前述した単身赴任のサンドイッチ症候群は本症候群のハイリスク者でもあります。あわせて、不眠症との関連も大事です。寝付けないことから寝酒としてアルコールを飲み、それが高じることもあります。不眠相談のなかで飲酒という行動面の問題が見つかることが時々あります。多くの場合、依存の兆しは海外赴任前から認められます。とくに晩酌習慣をもつ社員については酒害教育が必要です。筆者は、赴任前研修に可能であれば帯同家族の同席をお願いしていました。その理由として、赴任者の飲酒チェック役を帯同配偶者にお願いすることに加えて、帯同配偶者が赴任中にアルコール依存になる事例があるからです。酒は百薬の長、されど万病の元という言葉があります。本当に大事なのは下の句です。

## 再適応困難症候群――浦島太郎への共感

これは本帰国後にみられる症候群です。海外で暮らすことによって変化した自分が、本帰国することでもう一度日本社会へ再適応する必要に迫られます。ここで重要なのは、再適応するのは、数年前の、自分が住んでいた頃の日本ではないということです。日本社会も周りの人間も、数年を経て変化しています。お互いに動き、変化している動的な関係です。「変化した」日本に「変化した」自分が再適応する際に困難が生じるわけです。浦島太郎の昔話にこの症候群のエッセンスがあります。

具体的には、コミュニケーションの難しさを挙げる人が多く、自分の経験したこと、変化したことを話して共有したくても、うまく共感を得られない。大きく変化したと自覚している自分の変化に周りの人は気づいてくれず、赴任前のコミュニケーションの再現が難しくなってしまいます。お互いの知識やものの見方に差を感じるようになってもそれを説明することを躊躇してしまうという症候群です。

日本への再適応も、異文化適応と基本的には同じ過程をたどります。何を見ても目新しく感じる移住期を経て、日本の状況を批判的な視線で見る不満期に入る。それを経て、諦観期、適応期に入っていく。時には第二の故郷となった赴任地への望郷の念が生まれることもあります。初めての文化適応の場合ほど時間がかからないことが多いものの、不満期に現れる葛藤については予測しておいた方が良いでしょう。

文化的アイデンティティが形成される（11歳頃といわれている）前に帯同した、いわゆる帰国子女の場合は、再適応ではなく初めての適応プロセスに入ります。帰国した環境になじむために、海外では流暢に話していた英語をわざと日本語アクセントで喋るといったようなことも起きます。海外にいたことで変化した自分をうまく周りに共有できないことで、海外にいたことを否定するための反応です。

日本に帰りさえすれば万事うまくいくという楽観論は、年単位の長期赴任者にはあてはまらないことがあります。自身および家族に起こりうる再適応の反応について予見しておくことは、不満期に起こりがちな精神不調の予防的対策になるでしょう。帰国を前提とする海外赴任者および帯同家族にとって、必ず迎える再適応という通過儀礼についても思い描いてほしいと思います。

## 愛憎は倍増症候群──可愛さ余って憎さ二百倍

小規模海外邦人コミュニティでしばしば観察されるのが、人との距離が過度に近くなることによる「愛憎の倍増」です。寂しさゆえに人の情けにすがって恋の熱にうかされたり、鼻につく上司や部下と顔を合わせるのが苦痛となったりします。巡回相談でのあるある事件簿です。

祝福されない道ならぬ恋での愛情の倍増は厄介です。寝ても覚めてもその人のことしか考えられなくなるのは、前述の依存助長症候群に似たところがあります。破綻することが分かっていても抜け出せない耽溺の迷路は孤独によって深まります。一方、憎しみの倍増は逃げ場のない小規模な邦人のみの職場や邦人社会で起こりやすく、「あの人と同じ空気を吸うことが耐えられない」と吐き捨てる言葉を何度となく耳にしました。特定人物への嫌悪感や不満が膨れ上がると、その気持ちは表情や言葉に出て人間関係は険悪になります。上司部下間で起これぱパワハラや職場のいじめに発展することもあります。

可愛さ余って憎さ百倍、なかにはそれ以上という事例も少なくありません。ほのかな好意に徐々に火がつき、想いが成就しないと恋情が怒りと憎しみに転化するという具合です。セクハラもしくはパワハラ案件、時には職場のトラブルに発展することもあります。ワークとライフの境界が曖昧な酒席での勇み足が引き金となりうることも知っておいた方が良いでしょう。「近づきすぎると火傷する」という経験知があっても、海外ではついつい脇が甘くなったり、理性より感情が先行してしまうことがあるのです。処方箋は、いったん距離を取ってともに頭を冷やすことですが、こじれると修復が難しくなります。

いったん事例化すると、双方からの聞き取り作業が始まります。被害者側のストーリーと加害者側のストーリーは、事態が進むにつれて別の小説を読むかのように異なってきます。

完全な事実検証は難しいものの、双方の思いが別方向に向かう転換点では「愛憎が倍増」して、現実検討能力の低下にともなう言動が目立ってくるのが分かります。聞き取り作業では、愛憎が事実を見る目を曇らせることを痛感します。日本で同じ出会いがあったとしても、ここまでこじれなかっただろうと思う事例がほとんどです。

## やむをえず単身赴任症候群—しかたないか

さまざまな事情で、やむをえず単身赴任となることがあります。たとえば、新型コロナパンデミックを受けて、家族を帯同していた駐在員の多くは、家族だけを日本に帰して単身赴任生活を余儀なくされました。その環境急変がメンタルヘルスに与える影響は少なくありませんでした。

在宅勤務普及を追い風に、転居を前提とした転勤を原則なしとする制度が全国規模の大手企業にも増えてきました。このように国内では単身赴任以外の選択肢が増えてきていますが、海外赴任における単身赴任をめぐる事情はいささか異なります。定期的に家族の元に帰ることができ、緊急時に移動可能な国内単身赴任は、出入国手続きを介し状況によっては帰国が制限される海外単身赴任と同じ文脈では語れません。

赴任前相談で家族帯同をためらう話をきくと、その要因に合点がいくことが少なくありません。まずは赴任地の治安や衛生面でリスクをともなう場合です。とくに災害弱者である子ども、障害者、高齢者と妊婦の帯同については慎重にならざるを得ません。

外務省の海外安全情報では4つの危険レベルを設定しています。レベル1「十分注意してください」、レベル2「不要不急の渡航は止めてください」、レベル3「渡航を止めてください」（渡航中止勧告）、そしてレベル4「退避してください、渡航は止めてください」（退避勧告）です。レベル2から4は論外ですが、レベル1であっても家族帯同については慎重に検討し、危険情報の詳細な分析が必要となります。

次が子どもの教育問題、親の介護問題に代表される家族の事情です。典型的な例は赴任者が40代を迎えて子どもに日本での高等教育を受けさせたい場合と、50代となって親の介護負担が一気に増す場合で、ともにライフイベントとリンクしています。高等教育の選択は、子どもの人生を大きく左右します。介護についてはより切迫した選択となります。両親が次々に体調を崩し、病院通いから入院、在宅介護、時には看取りといった老病死に関わるライフイベントが始まります。行政サービスにすべて委ねることは難しく、家族の結束力が問われる局面となります。少子化の流れのなかで、一人の子が背負う介護負担はこれからも重くなっていくことでしょう。少子高齢化社会が海外赴任にも少なからぬ影響を与えていることに気づかされます。

単身赴任者の孤立・孤独対策は、赴任者自身が留意すべきセルフケア項目であるとともに、送り出す企業側の安全配慮項目です。個人としてできることは、インターネットなどを使ってつながりをもち続けることです。パソコンやスマホ越しであっても定期的に家族の顔を見て話すことで、孤独感を和らげ、絆を感じることができます。正月や誕生日の年中行事を祝うなど、赴任者の不在が当たり前にならず、家族としての存在感を保つための他の工夫もあるでしょう。自身の選択によるもの、社命によるものにかかわらず、企業側の配慮としては、現地での同僚とのコミュニケーションを促す、定められた帰国休暇を確保するなどが求められます。

## 帯同家族の場合

筆者が海外邦人のメンタルヘルスケアに関わり始めてから30年。かつては夫の海外赴任に妻が帯同するのが圧倒的でしたが、昨今では少数ながら、妻の海外赴任に夫が帯同したり、妻（母親）の海外赴任に子どもだけを帯同し、夫（父親）は日本に単身残ったりするというケースも出てきました。雇用機会の均等と男女共同参画社会を考え合わせたら、この多様化は当然の流れでしょう。それでも、大半の駐在員は今も妻が夫の駐在に帯同するというスタイルです。

赴任前のメディカルクリアランスについても、赴任者だけではなく帯同家族全員の健康チェックが大事です。既往歴のある場合、治療中であれば赴任先での治療継続、治療が終了していれば再発時の対応について考えておくべきです。メンタルヘルスの既往を申告せずに赴任し、現地で再発し対応に苦労された配偶者例を何例か経験しています。

海外赴任によって環境の大きな変化を経験するのは大人だけではありません。帯同する子どもも同様です。子どもの場合、自分に起こっている変化を大人よりも言葉でとらえにくく表現しにくいことから、より身体にその変化が表れやすいという特徴があります。たとえば、お腹が痛い、頭が痛い、足が痛いなどと身体の失調を訴えるわりに、受診しても原因が見当たらないことがしばしば起きます。ストレス反応が身体症状として発現する、「身体化」という現象です。あわせて、学校に行きたくないなどの行動面の訴えも出てきます。子どもは子どもなりに新しい環境に適応しようとして、精一杯の努力をしていますが、それを見守るべき親に余裕がないと子どもの変化を見逃したり、寄り添うべきタイミングを逸したりします。

## ムラ社会症候群――噂話はインターネットより速い？

パンデミックによる多少の減少はありますが、海外邦人コミュニティの規模は、大はロサンゼルス（6.5万人）、バンコク（5.6万人）、中はクアラルンプール（1.2万人）、パリ（1万人）、ホーチミン（1万人）、小は広州（0.5万人）、フランクフルト（0.3万人）とさまざまです。[2]　1万人という規模は日本でいうなら地方の小さな町です。町とはいいながら住民の噂話があっという間に広がるムラ社会的な規模と特性をもっています。知り合いから「昨日商店街でコロッケ買ってたでしょ」と言われるような生活環境です。赴任地が地理的かつ人口的に大都市であっても、海外赴任者の行動パターンは似通っているので、日本食材店などで顔を合わせることは日常茶飯事です。

海外での同胞意識は国内のそれよりも高まるので、互助力が強化されて助け合いの機会が増えます。一方で、同調圧力、陰口、いじめといった社会病理が増幅される傾向が強くなります。相互支援と過干渉は両刃の剣で、有り難いときも鬱陶しいときもあるでしょう。両者のバランス、一言でいうなら人との距離感の取り方は国内にいるときとは少し違ってきます。小さな町の出身者や大家族で育った人には、ある程度過干渉への免疫ができているのですが、大都会の核家族で育った駐在員や帯同家族が小さな邦人社会に飛び込む時は、ムラ社会という新しい環境に入ることの心構えが必要です。そこには日本の都市出身者が田舎暮らしを選ぶときの心得と通じるものがあります。

噂話は蜜の味。しかしこころない噂は人を深く傷つけます。噂ゆえに邦人社会から疎外される事案も時に発生します。あからさまに疎外されないまでも、孤独感に苛まれ、居心地の悪い海外生活を送っている相談事例がありました。その場にいないがゆえに噂話のネタにされるのが心配で、気の乗らない帯同妻のお茶会に参加している、ということでした。自分が噂話の発信源とならなくても、誰かの噂話に同席して首を縦に振ったことで「あの人も言ってた」となることがあるので要注意です。筆者は、海外赴任者が帯同家族同伴で参加する赴任前研修の場合、海外でのうなずきの作法について説明することにしています。お茶会での会話が噂話モードになったと気づいたら、微笑みは絶やさず首の縦運動を止めるという作法です。

## 夫婦間葛藤顕在化症候群――今さら向き合うのが怖い

夫婦間には葛藤があって当たり前です。家族として濃密な関係を築けば築くほど、良い面とともに別の面もみえてきます。日本に居れば配偶者にも自分の居場所、社会的役割があり、親戚縁者や旧友との人間関係があります。職場があればなおさらです。それらは、逃げ場や緩衝材でもあったでしょう。夫婦間の葛藤があったとしても正面から向き合わずに済んでいました。

しかし海外赴任に帯同する配偶者は、そういった社会的な場を失うことによって葛藤に目を向けざるを得なくなります。そこで起きやすいのがリプレイスド・アンガー、直訳すると「すりかえられた怒り」です。不満期に生じるさまざまな怒りの原因を、他律的な海外赴任、つまり自分で選んだものでない海外生活とそれを選んだ配偶者に帰してしまうのです。今の自分のこの状況はすべてこの人の海外赴任によるものだ、と思い込んでしまいます。実際はそうでなくても頭の中ですりかえが起き、その思いが反復強化されてしまいます。増幅された負の感情が、配偶者（多くの場合夫）にぶつけられます。ここでも前述の「海外では愛憎が倍増する」現象を思い出してほしいと思います。赴任者自身も新しい環境に慣れるのに精一杯で、怒りを受け止める余裕がないと配偶者の怒りはエスカレートします。帰宅した瞬間から怒りの言葉を浴びせられるような事態となると収拾がつかなくなります。日本に居るときにはありえなかった妻の行動変化に夫は驚きます。売り言葉に買い言葉、言葉が届かなければ手が出ることだってあります。

筆者は、帯同家族である妻が夫を殴る、蹴るといった事例に何回か介入したことがあります。青あざをつけて出勤した赴任者を見て、ドメスティック・バイオレンス事例として本社に報告する事態に発展することもあります。本来は望まない別離や離婚につながった事例をみると、海外に行かなければ別れずに済んだのではないかとやりきれないところがあります。次に述べるキャリア分断症候群に随伴することが少なくありません。

現地で介入を依頼され、混乱の渦中にある配偶者の話を聞いてみると、複数のストレス要因が浮かび上がってきます。ストレス反応として心身の症状で苦悩していることも少なくありません。一緒にストレス要因を整理するなかで、それらがすべて海外生活に起因するものではないことが分かってきます。これまで夫婦共通の課題に向き合って話し合ってこなかったことに気づくなど、海外赴任前からの夫婦間の課題がみえてきたりもします。

怒りは人間の正常な感情ではありますが、強すぎる怒り、頻回の怒り、周囲を巻き込む怒りは厄介です。怒りの背景には、不平、不満、嫉妬など複雑な感情が潜んでいます。怒りの対象はしばしば無意識にすりかえられています。また、怒りは今ある怒りに加えて過去に起きたことへの怒り、未来に予想される怒りによって増幅されます。「あなたはいつだってそうだ」という決め台詞が出るときには、すりかえと増幅がすでに起きており、多くの場合、反論するには時すでに遅しとなっています。そういった怒りの本質を知り、過度の怒りを制御するためには、アンガーマネジメントが有用です。アンガーマネジメントは、怒りという感情を否定するものではありません。怒りとうまく付き合い、怒りを上手に相手に伝え、不要な怒りに気づいて前向きな人間関係を築くことが目的です。カップルセラピーや職場の対人葛藤対応などに取り入れられています。セルフケア強化の一つでもあり、赴任前研修に入れてほしい項目の一つです。

これも、海外赴任により夫婦間葛藤が顕在化しうることを事前に知っておくことで、予防が可能となります。知っていれば必要以上に傷つけ合わずに済みます。海外赴任に際して、夫婦で向き合い本心を言語化し共有しておく時間を設けてください。その選択に「こうせねばならない」「こうするべきである」という建前ではなく、「こうしたい」「こうありたい」

という正直な気持ちがはたらいていればなお良いでしょう。自分の選択への納得感があやふやであると、赴任後に不満や不平が表に出てきやすくなります。海外赴任への帯同如何は、配偶者との生き方を問い直す時でもあります。どちらを選んでも、その話し合いによって夫婦がより強い信頼関係を築く機会にもなるのではないでしょうか？

## 配偶者のキャリア分断症候群——あなたのせいでこうなった

筆者らが帯同配偶者（全員女性）を対象に2012年に行ったアンケート調査では、78％が帰国後の職場復帰不可という回答でした。[3] 昨今では、まれながら帰国後の復職や赴任先での在宅勤務が認められるケースがあります。配偶者の転勤に帯同するために一定期間の休暇を認める帯同休暇制度を導入する会社も見かけるようになりました。しかし大半は、海外赴任に帯同することで退職となり、帰国後に復職できないというのが現状です。女性のフルタイム就労が当たり前になった世の中で、海外赴任帯同によって復職の道が絶たれるということはキャリア上の喪失体験となります。

本症候群は、フルタイムで働いていた配偶者の社会的役割の喪失にともなう葛藤が、赴任後に顕在化するものです。勤労者としての社会的役割は、自分がどういう人間かというアイデンティティに強く結びついています。それゆえ社会的役割の喪失とともに、それまで培ってきたアイデンティティの危機を迎えることがあります。日本では帰属する会社や組織がありそこで活躍していたのに、海外赴任に帯同したことで「〇〇会社の奥さん」になってしまう、といった具合です。赴任先での就労の道も険しく、日本でいかに優秀な働きをしていたとしても、帯同ビザでは就労は難しいという現実があります。

なかには労働許可所持者の配偶者であれば就労可否を問わないという国もありますが、所属元の企業が帯同家族の就労を認めなければ、キャリアはそこで分断されます。そして海外赴任に送り出す側は、帯同家族の安全を確保する責任から、往々にして現地での行動に規制や制限を設けます。そんな状況で、自分らしい生き方を貫こうとすると、配偶者もしくは配偶者の会社に迷惑がかかるかもしれないと思い、何事につけ消極的になってしまいます。自らの動機付けと選択で働くことを基本として生きてきた人にとって、キャリア分断は帯同前の自分の生き方が制限されるだけでなく、ともすれば、それを否定されるような気持ちを引き起こします。

ジェンダーの問題も無視できません。海外赴任の主人公たる駐在員本人のパターンは多様化しているとはいえ、いまだ妻がキャリアを中断することが多く、ここで起こるのは、男性優位社会におけるジェンダー葛藤です。家族の海外赴任帯同は、男女共同参画社会と、家族は一緒にいるべきという伝統的家族観とのジレンマを顕わにします。そして、ライフプランの変更を余儀なくされるのは女性、という性別役割意識も顔を出してきます。前述の夫婦間葛藤顕在化症候群でも説明したリプレイスド・アンガーは、ここでも観察されます。喪失感と不全感の源となった配偶者に怒りの感情をぶつけ、時には暴言、暴力、別居、帰国といった行動化も起こります。キャリア分断のきっかけが配偶者の海外赴任であっても、キャリア分断の本質的原因が上記の社会制度にあること、部分的ながら状況改善の兆しがあることを説明するだけでも夫婦間の葛藤は沈静に向かいます。

海外生活によって失うものと得るものがあるのは自明です。家族帯同を選んだ場合には、失うものではなく得るものにどう気持ちを向けられるかという発想が大事となります。構造的な問題を配偶者の責任にしてもキャリア分断の問題は解決しません。帯同家族の就労問題の解決のためには、会社規則や社会制度にも目を向ける必要があるでしょう。帯同休暇に話を戻します。配偶者の転勤に帯同するための長期休暇の制度で、公的機関だけでなく民間企業にも少しずつ拡がっています。企業は育てた人材の流出を防ぐことができ、社員は日本に本帰国した際には元の職場に戻ることができるというWin-Winの制度です。復職が保証されていることは、帯同した配偶者に精神的な安定を少なからずもたらすでしょう。家族をもつことと職業をもつことのジレンマを、企業側から解消していく制度ともいえます。また、パンデミックが追い風となって普及した在宅勤務も、帯同配偶者の海外での勤務継続という新しい選択肢を提供しています。海外にいながらも職業参加できるならば、帯同のハードルは下がり、駐在員本人の孤立・孤独も防ぐことができます。帯同家族の職場経験を国内外で活かしていくことは国益にもつながります。国内外含めて単身赴任ありきの旧態依然とした人事制度について見直しが必要だと考えます。本症候群への具体的な対策は、家族が一緒に暮らす権利や配偶者のキャリアについて企業とともに考えるべき働き方改革、そして働きがい改革の一課題といえましょう。

## アイデンティティ混乱症候群——サードカルチャーキッズ

氏（素因）か育ち（環境因）かというメンタルヘルスの基本問題は、子どもにも当てはまります。しかし、子どもの適応を考えるときには、帯同時の発達段階すなわち年齢が大事です。歳の違う兄弟姉妹を海外で育てるとその違いがよく分かります。公園デビュー、幼稚園、小学校といった社会活動への曝露とともに環境因の影響が色濃くなります。

学童期も後半となると、日本で育っていたら自然と身に付く「自分は日本人である」というアイデンティティが、海外に暮らすことによってうまく身につかないということが起こりえます。Useem, J. と Useem R. H. 夫妻の提唱したサードカルチャーキッズという概念がそれを説明しています。母国（第一文化）でも、生活している現地（第二文化）でもなく、その二つの文化の間の文化（第三文化）で育った子どもたち、海外駐在員に特有の「母国とは異なり、また現地のものでもない」独自のライフスタイルで育った子どもたちのことをさします。

自らもサードカルチャーキッズであり、この分野の研究者である Pollock, D. C. と Reken, R. E. の著した『サードカルチャーキッズ―多文化の間で生きる子どもたち[4]』によると、①母国と駐在地を往復する「文化が交差する」世界で育つ、②周囲も含め移動の多い世界で育つ、という大きな定義のほかに、③周りの人々と外見的に異なる環境の中で育ち、その違いがアイデンティティの主要な要素となる、④移民と違い、早晩母国に戻ることを予定している、⑤現地では物質的に優遇された特権的な生活を送っている、⑥親の所属企業などの組織の価値観にアイデンティティが影響される、という特徴をもちます。彼らのアイデンティティ構築を阻害するのが、移動を繰り返すことで築き損ねた「揺るぎない人間関係」と、ある場所や人々がどういう仕組みで機能し、自分がそのどこにどのように位置づけられているかという「帰属意識」に欠けることを挙げています。また、それまで身に付けた社会のルールに反発するべき思春期や反抗期の発現が、移動でルールが突然変わることで遅れる「不均等な成熟」も、彼らのアイデンティティ構築を阻害するとしています。

一見完璧なバイリンガル・バイカルチュラルで、驚くほど日本文化に精通している青年であっても、本人がアイデンティティ危機を自覚し、それが本人の葛藤や苦悩になるのであれば、時機を逃さず寄り添って耳を傾けることが大事と考えています。言語習得能力とアイデンティティの納得感は別次元の話です。子どもたちの成長過程における自己肯定感や幸福度が第一であると思うのです。

## 発達障害見のがし症候群――もっと早く教えてほしかった

海外で幼少期を過ごす子どもに発育の遅れや障害の兆候がみられる場合に、それが見過ごされる場合があります。自閉スペクトラム症、注意欠如・多動症（ADHD）、学習障害（LD）、知的障害を含む発達障害の子どもたちや、身体障害をもつ子どもたちには、幼少期からその特性に合わせた養育や療育が必要とされています。2022年に文部科学省が実施した調査では、全国の公立小中学校通常学級において「学習面または行動面で著しい困難を示す」児童生徒の割合は8.8％と推定されています。[5] 日本国内では、2016年に改正された発達障害者支援法により、早期発見と発達支援、特別支援教育などが義務づけられました。しかし海外で育つ発達障害のある子どもたちが、適切な発達支援や特別支援教育を受けられているとは言い難いのが現状です。とくに日本語による特別支援教育が得られるのは、ごく一部の大都市に限定されます。

世界各地にある日本人学校は、日本の公立小学校とは異なり独立採算の私立学校であることはあまり知られていません。特別支援学級を運営するためには専門の教員を確保する予算が必要であり、小規模校ではそういった財政的余裕がないのです。インターナショナルスクールには障害児受け入れが充実している場合がありますが、学費が桁違いに高額です。赴任先で頼りにしていた日本人学校から障害児の入学を断られ、やむなく家族で帰国したという事例もあります。さまざまな制限のある海外生活ではありますが、障害をもつ帯同子女のケアは日本国民にとって優先すべき課題の一つであることを強調したいと思います。帯同子女に対する施策が、海外邦人に対するメンタルケアと同様、公的な形で保障されることを念じてやみません。

小児発達の経過をみるための乳幼児健診は赴任地の多くで行われています。受診が可能であれば現地でも忘れず受けることを勧めます。母語である日本語の発達を診られるのは日本だけですが、それ以外の観点から小児発達専門家がチェックできる身体発達上の健診ポイントは数多くあるからです。健診のための一時帰国は叶わなかったとしても、現地での健診機会を見逃さないでください。なお、これまで限定された国々ではあるものの海外邦人医療基金（JOMF）などによる小児科専門医巡回相談会が実施され、海外邦人子女の発達障害支援体制強化への課題が報告されてきました。[6] 今後はオンラインによる遠隔発達健診の普及が期待されるところです。

## 青年期の長期滞在の場合

筆者は、在外公館での短期就労に応募してくる青年たちの採用面接を20年以上続けてきました。2年間、在外公館で外国語能力を活かして裏方的な事務作業を担当する派遣制度で、帰国を前提としています。給与をもらいながら海外生活を体験できるため、外国語学部の大学生に人気があります。派遣先は世界中です。応募の動機はさまざまですが、その大半に共通するのは新奇性追求という性格傾向です。会社から言われて赴任、という駐在員とは異なり、海外に行きたくて仕方がない、という前のめりの姿勢で応募してきます。共通する自覚的特性は国際空港に着いた時のワクワク感です。国際空港は待ち時間ばかり長くて物価も高く、非効率の代表ともいえる場所ですが、そこでの高揚感は新しいものとの出会いへの期待の表れです。危険を顧みず船に乗って新天地に向かった海洋民族の遺伝情報によるものかもしれません。彼らはいわゆるグローバル人材の卵たちで、総じて血気あふれる頼もしい青年たちです。自らの決断ということもあり赴任後の適応はおおむね良好ですが、時として初めての海外生活でつまずくケースもあります。

一方、上記の応募者とは異なり、日本から脱出することを目的として海外生活を選ぶ青年や、さまざまな事情で日本での生活に適応できず、自分の意志とはうらはらに海外に送り出される青年たちに関する相談も多数受けてきました。日本社会に適応できない場合、海外での適応はさらに難しくなることがほとんどです。彼ら自身だけでなく、指導教員、保護者からの相談も数多く受けてきました。そもそも青年期特有の精神的脆弱性をもつケースが多く、環境変化や孤独感から精神不調をきたすリスクがあります。帰属組織をもつ駐在員と比べると、いざというときの支援は期待できず、経済的な蓄えが心細くなれば不安が募り、刹那的な行動に走ることにもなりかねません。危機に瀕したときの家族の負担はより大きくなります。

若者の海外生活指向にも、パンデミックや円安の影響が顕著に見られます。海外留学者数については2019年度に10万人を超えていましたが、2020年度には千人台に激減し、2021年度から緩徐な回復傾向が見られています。[7] なお、このところパンデミックの収束による海外渡航解禁と円安を追い風に、ワーキングホリデー制度を利用したり現地採用の職を見つけて海外生活を希望する若者たちが目立ってきています。

## 根拠なき楽観症候群——行ってしまえば何とかなるや

20代前半の語学に堪能な受験者にみられる症候群で、大半が大学在学中あるいは卒業直後の若者です。総じて活力にあふれ外向的です。部活のリーダーや生徒会役員など表舞台の経験が豊富で自己評価は高めです。判で押したように「自分の可能性を試してみたい」「将来は両国の架け橋になりたい」と漠然とした動機付けを繰り返します。しかし、一人暮らしの経験がなく海外体験は短期の家族旅行程度。伸びしろはありそうですが空回り感が強く、「どこでも行きます」「何でもやります」「これまでもできたので大丈夫です」と言う割にそれぞれの根拠は乏しく、あぶなっかしい印象です。若いので経験不足は仕方ないのですが、

「海外に行けばなんとかなる」という根拠なき楽観にとらわれ、足元が見えていません。安全な日本で、しかも周囲の手厚い支援のおかげで手にしてきた成功体験が、海外でも保証されるわけではないことに気がついていない人がほとんどです。

この症候群の若者の採用に慎重になるには理由があります。活力と潜在力を評価して派遣したものの「地味な仕事を嫌う」「危険地域に立ち入って被害に遭った」「仕事ができず精神不調をきたしている」などの事例が発生したからです。若者ゆえの有り余るエネルギーと新奇性追求の対象がたまたま海外だった、ということを見抜けなかった反省がありました。

それでも、この人物なら経験不足でも派遣したい、という出会いもあります。経験不足を補う資質とは何でしょうか？　短時間の面接官とのやり取りで自分に足りないものに気づき、自己修正をしてくる勘の良さ。一を聞いて十を知る理解力。共感性、協調性の高さ。これらをもち合わせる人材は、多様な海外生活と勤務環境を想像することができ、派遣された国でのリスクマネジメントの発想をもつことができます。何より「なぜ海外なのか？」「海外で何をやりたいのか？」といった問いへの回答から、自身の世界観や歴史観が伝わってくることがポイントとなります。一度目の受験では縁がなくとも、短期留学したり勉学を深めて一回り成長した彼らと再会する時には、若者の潜在力に驚かされます。

## 海外モラトリアム症候群—気がつけば2年前と同じ悩み

大学を卒業してとりあえず就職したけれど、自分が何をしたいのかよく分からない。海外で暮らしてみて自分探しをしてみようという先延ばしまでは良いのですが、長期の海外生活を経ても気持ちが変わらないという症候群です。いわゆる第二新卒と呼ばれる数年間社会人生活を送った20代前半の若者や、消極的選択によって大学院に進んだ若者たちです。大学在学中の応募者と比べると落ち着いた物腰。社会的訓練を受けており、海外生活の立ち上げ経験もあって語学は堪能という触れ込みです。

そのなかで2年間の海外勤務を終えて再受験してくる若者が一定数います。ところが採用面接を迎えて発する言葉が2年前の面接と大差ないのです。精神科医の清水將之が著書『青い鳥症候群—偏差値エリートの末路』[8]で、理想と現実とのギャップに不満を感じるあまり、理想を求めて次々に新しいものを手に入れようとする傾向を指摘しました。海外モラトリアム症候群では、海外生活という新しい環境に理想を求めるものの、何をしたいのかという動機付けが曖昧のまま時が過ぎていってしまいます。

新天地を求める好奇心と行動力をもつ人材は大いに応援したいところですが、根っこにある動機付けが曖昧だと、せっかくの海外生活を始めても「ここではない」と思い始め、次なる地を求めてしまうことがあります。青年期に「自分は何がしたいのか」という目的にたどり着くまでの時間は無駄とは言いません。ただし、「とりあえず海外」という安直な留学やインターンでは青い鳥は逃げていくばかりです。

筆者は、越境や寄り道の意義を強く感じています。近年注目されている越境学習とは、組織の枠を超えて学ぶことを通して多様な価値観を身につけて能力開発につなげることで、多くの企業が取り入れ始めています。具体的にはボランティア、異業種交流、兼業、副業などがあります。自分探しの時期に視野を広げて多様な人々と出会うことは無形の財産になります。寄り道人生が許される社会は豊かで創造的です。

しかし、海外モラトリアム症候群という迷路に入ってしまうと話は別です。青い鳥という見果てぬ夢に気づかないと越境学習の効用は得られません。どこに身を置いても自分自身の目的意識を見失わないこと。それがこの症候群への処方箋です。経済的支援が得られる環境であったり、卓越した語学力があったりすると、海外生活という選択肢が目の前に現れます。そのチャンスに身を委ねるだけでなく、踏みとどまって自分にとっての青い鳥が何なのかを他の選択肢と比較検討することも大事です。どこかにあるかもしれない幸せではなく、現実を見据えて今ここにある幸せに気づく感性をもちたいものです。

## 転地療法症候群――海外なら何とかなると思っていたのに

日本の学校や職場でうまくいかず、居場所がなくなり、しがらみのない海外で暮らすことを選ぶ青年、またそれを後押しする親もいます。可愛い子には旅をさせろ、というより、ほとぼりが冷めるまで外の空気を吸ってみたら、という転地療法への過剰な期待です。

自室に引きこもり不登校となった日本人留学生の指導教官から相談を受けたことがあります。日本でも人との交流が苦手で不登校の履歴がありました。本人も家族もリセットしたい、国内の窮状から抜け出し、どこかまったく違う環境に行けば何とかなるだろうと、最後の望みをかけての海外留学でした。しかし、渡航後ほどなく講義に現れなくなり本人からの連絡もなくなりました。心配した大学教員が安否を確認し、あれやこれやと登校を促しても状況は好転せず、自傷行為もあることから日本に居た頃よりも状態は悪化しているようでした。結局は日本の両親に窮状を伝え、帰国となりました。

一方、海外で羽を伸ばしてその日暮らしの奔放な生活を送る事例もあります。国によっては違法薬物という誘惑もあります。怠惰で享楽的な生活に溺れて学業不振となり進級も卒業もできずにドロップアウト、浪費癖や周囲とのトラブルもあって帰国という展開です。海外なら気持ちを入れ替えて精進してくれるかもしれないという親の期待とはうらはらに、渡航後も日本での問題行動を繰り返すことになってしまいました。帰国させるための時間と労力の大きさも想定外のものでした。

筆者の介入経験から、海外転地療法が奏功する事例は決して多くないことを覚えておいてほしいと思います。子女を海外留学に送り出す場合も、日本での問題を先送りにしないこと、渡航前にセルフケア能力を強化すること、不調時の現地での支援と日本からの後方支援を手厚くすることが肝要です。

## 海外発症の精神科救急症候群—明日まで待てない

海外で精神不調をきたし危機介入を要する邦人青年事例を、原因・誘因との関連から大別すると以下の3つのパターンとなります。

①不調をきたした原因・誘因を、ある程度特定できる場合
②不調をきたした原因・誘因はある程度想定できても、その因果関係を了解するのが困難な場合
③不調をきたした原因・誘因とも全く思い当たらない場合

大半のケースが①に相当し、海外生活による生活環境の変化が不調の原因・誘因であるこ

とに共感できます。「自分が同じ立場だったらそういうこともあるよなあ」と思えるものです。

②については、ストレス要因に対する反応が過剰で「自分ならそこまでするか？」と驚くほどの言動がみられる場合です。たとえばパスポートを紛失した後に混乱状態となり「自分は監視されている」など荒唐無稽な事を言い出す、といった具合です。

③は在外公館による邦人保護案件として報告されていることが多い不穏興奮を呈する事例です。空港で大声を上げる、車道に飛び込むなどさまざまです。

「環境因」と「素因」との相対的な関係性をみることは、精神不調の病態を理解する基本でもあります。重篤な海外邦人精神不調事例の対応は、その症状が環境因優位か素因優位かによって異なります。海外生活にともなう環境変化が主な病因と考えられる事例には、環境調整が治療の原則となります。一方、たまたま不調をきたしたのが海外であり、日本にいても同様の症状が現れたであろうというのが素因優位の事例です。素因優位不調の代表格が統合失調症で、②と③の多くは統合失調症であることが疑われます。これらには、海外渡航前に日本で発症し現地で再発した場合と、海外で初めて発症した場合があります。

統合失調症は青年期に好発する原因不明の精神障害です。有病率は人口の１％弱と報告されているので、海外邦人人口が増えれば、それに応じて海外発症例が増えます。基本的な病像は、認知機能障害すなわち脳の情報処理障害といわれています。とくに自他の境界が曖昧になる自我意識障害による異常体験（幻聴や被害妄想が多い）に苛まれ、不穏となり興奮を呈すことがあります。そんなときの外観と言動はいつもと明らかに異なり、混乱して、ちぐはぐでまとまりがなく、話が通じにくくなります。嵐のような異常体験がおさまった後には、引きこもり、無為、自閉といった症状により生活能力が低下しやすくなります。薬物療法が効果的ですが、上記の異常体験を現実と信じ込んでしまうと治療を受け入れてくれないのが厄介です。再発を繰り返しやすいのも統合失調症の特徴です。青年期を迎える誰もがこの障害について知っておくことを切に願います。青年期の海外渡航者および保護者にとって渡航前に確認しておくべき必須の健康知識です。

なお、海外での発症時には統合失調症と見分けのつかない病像を表しながら、帰国直後より症状が劇的に改善する事例があります。これらの多くは急性一過性精神病性障害と診断されます。また、まれながら薬物乱用により統合失調症と類似の症状をきたす事例もあります。

筆者らの在外公館における聞き取り調査[9]では、重症の精神不調で保護された事例の約半数に渡航前の治療歴がありました。それにもかかわらず、日本の主治医からの紹介状を持っている事例はありませんでした。統合失調症に限らず日本で精神科への受診歴がある場合には、英文紹介状（簡単な病歴と処方薬）を持参することを強く勧めます。

## 高齢者のリタイア後長期滞在の場合

筆者らは２０００年に開催した第7回多文化間精神医学会学術総会において、サテライトシンポジウム「海外で想う日本の原風景」を企画しました。[10] 当時は北米、南米への移住者の高齢化問題が認識され始めており、サンフランシスコなどでの邦人高齢者へのメンタルヘルス対策が報告されました。ここで取り上げた邦人移住者は永住者とほぼ同義です。２０００年当時の永住者数は約28万人、あれから20年、ほぼ一世代が経過し永住者数は約53万人（２０２１年）と倍増しています。そして、永住者の高齢化問題はより深刻となっています。

20年前のアジアおよび欧州在留邦人の大半は駐在員と帯同家族であり、邦人コミュニティは入れ替わりを前提とした流動的な駐在勤務の場という印象でした。長期滞在者の多くが勤労世代であることを考えるとその平均年齢は永住者のそれよりも若く、高齢化問題とは無縁ではないかと思い込んでいました。しかし、近年の聞き取り調査から、長期滞在者の高齢化とメンタルヘルス問題はアジア、欧州においても顕在化しています。たとえば、リタイア後の長期滞在先として人気の高いタイのチェンマイでは、在留邦人の高齢化が進んでおりそれにともなう健康問題の増加が懸念されています。

## フレイル海外発症症候群—老年医学の視点から

高齢者の海外生活の選択肢の一つとして、リタイアもしくはセミリタイア後の海外長期滞在があります。ロングステイ財団によると、①移住や永住ではなく、帰国を前提にした2週間以上の長期海外滞在型余暇であること、②居住施設を保有、もしくは賃借すること、③余暇を目的とすること、④旅よりも生活を目指すこと、⑤生活資金の源泉は日本で発生する年金、預金利子、配当、賃貸収入であること、をロングステイの定義としています[11]。多くのロングステイヤーは自分の生活とお金と健康をしっかりと管理していますし、そうしないと受入国に入国できないようなシステムも整えられています。

温暖な地での経済的にもゆったりできるライフスタイルの選択は、心身の健康維持に好適です。しかし、高齢者ゆえの健康上のリスクと海外生活ストレス要因との組み合わせによっては予想外の展開となり、期待と現実との落差が思いのほか大きくなることがあります。実際に、パンデミックによる社会的活動制限下で体調を崩し、さらに現地での高額医療費で苦労された事例を散見しました。本項では、老年医学の視点からその予防的対策について述べてみます。

老化は生物学要因や社会的要因により個人差が大きく、65歳から74歳までの前期高齢者と75歳から84歳までの後期高齢者との間に明確な線引きはありません。それでも年齢が上がるごとに確実に発症の可能性が増す病気にガンや認知症があります。

もう一つ。高齢者のフレイルをご存知でしょうか？　フレイルには「こわれやすさ」「虚弱」といった意味があり、身体的フレイル、精神・心理的フレイル、社会的フレイルに分類されます。筋力が低下すると転倒しやすくなり、転倒による骨折は生活自立度を低下させます。精神・心理的フレイルの主症状にはもの忘れ、気分の落ち込み、意欲低下などがあります。社会的フレイルは上記の心身のフレイルを悪化させます。フレイルが進行するとストレス要因に対する耐性が弱くなり、ストレス反応によりフレイルも悪化するという悪循環に陥ることで、要介護状態に移行しやすくなります。だからこそ予防的対策が必要なのです。

フレイルの代表的な悪化因子は寡動と孤独です。パンデミック下の社会的活動の制限によりパートナーのフレイルが進み、予定より早く帰国せざるを得なくなった事例が発生しました。パートナーが倒れて老々介護状態になると、それまで一緒に楽しんできたゴルフや散歩の機会が減り、交友関係も狭まり、高層住宅での孤立というフレイルを助長する生活環境になりがちです。これに円安や渡航制限などのストレス要因が加わると、フレイルの進行が早まります。

国内外問わずフレイルの予防的対策には、運動、社会的活動、栄養管理、口腔ケアなどが提唱されています。加齢による筋力低下を防ぐには運動習慣、心理社会的な予防には人との交流、すなわち「三密」が有用です。生活習慣病はフレイル悪化因子でもあり、高血圧や糖尿病がある場合には、海外の食材に合わせた食事療法を継続し適正体重を維持することが大事です。一方、フレイルの目安に体重減少があります。太りすぎのみならずやせすぎの場合にも注意を要します。また、歯の健康状態は栄養管理にも関係します。予防歯科での定期チェックを渡航前からの習慣にしておくと良いでしょう。

このように海外に暮らす高齢者にとって、フレイル予防はセルフケア能力の向上と同じく、重要な意味をもちます。生活環境の変化に対して二の手、三の手を用意しておく周到さが、中高年からの海外長期滞在には必要です。

## 老いらくの恋症候群——最後の恋には落とし穴

齢を重ねても恋情の世界と無縁になるわけではありません。高齢者にとっても愛情の対象は必要であり、対象となる相手の年齢もさまざまであることは、多くの恋愛小説や映画に共感が集まることや、枚挙に暇のない実例からも明らかです。恋愛に正解はありません。苦く終わる恋も、幸せに添い遂げる恋もあります。しかし、海外で祝福されない転帰となる人生終盤の恋の症候群については知っておいてもよいでしょう。

在外公館で保護される高齢邦人には、二回り以上歳若い女性と国際結婚し、女性の母国で暮らすうちに蓄えを使い果たし困窮化、挙げ句の果てに捨てられてしまうという症候群がみられます。邦人援護担当領事が対応に苦慮する二大案件は精神障害事例と困窮邦人事例ですが、後者の一部に本症候群が含まれています。

その詳細は、ベトナム[12]、フィリピン[13]、タイ、カンボジア[14]からの報告にある通り、老いらくの恋に落ち、日本を出て、貢いだ末に別れるという同じパターンの困窮劇が東南アジア各地で繰り返し観察されています。中高年で出会った「最後の恋人」との異国での生活には共通した落とし穴があるようです。

これらの本を読んでみると、結婚に踏み切り、妻の国に居を移す選択をすることで、男女の関係が外国人夫と妻家族（多くは大家族）という関係に変わることが分かります。そして、棄てられる夫、棄てる妻という関係性だけではなく、そこに至った邦人男性の人生史から家族観や仕事観の背景にある両国の文化差がみえてきます。ここでもカルチュラル・コンピテンスの重要性を再認識します。

なおこれらの本が書かれた時代と比べると、日本と東南アジア諸国との経済的格差は小さくなり二国間関係も変化しています。あてにしていた日本円での蓄えと年金収入が現地の物価上昇と円安のために目減りしています。本症候群に関連する付加的ストレス要因となっていることも書き添えておきます。

## 特定地域のストレス要因と関連する症候群

ここまでが海外赴任者にある程度共通してみられる症候群です。本項では、特定地域における文化依存的な心理反応に着目した症候群と日本在住の外国人にみられる症候群について紹介します。

『パリ症候群』[15]は、特定都市に渡航した日本人に好発する精神不調の病理について考察を深めた嚆矢といえます。本書はパリでの実臨床体験に裏付けられた症例集と実用的な介入マニュアルであり、文化人類学、精神病理学の視点からの理論化を試みた書です。「病的旅行」の概念紹介から、パリの地勢・文化特性とパリを目指す邦人特性との相互作用がもたらす特異的精神症候について報告し、フランスの地域精神医療システムや実務的介入方法についても紹介しています。さらには環境因として心得ておくべきフランス社会・フランス人・フランス式コミュニケーションの特徴について解説しています。発刊当時の世界在留邦人数は、約60万人、渡航者数は約1千200万人でした。以来新型コロナパンデミックが発生するまで在留邦人、渡航者数とも増加を続け、2018年にはそれぞれ140万人、1千800万人となりました。パリ在住の著者によると、時を経ても本書で提示された28症例の病態は繰り返し見聞されているそうです。

同書の刊行時ロンドン留学中であった筆者は、当時の在英国日本国大使館医務官とともにシンポジウム「在英邦人の精神保健対策」を開催し、基調講演者として『パリ症候群』の著者である太田博昭医師を招聘しました。1992年のことです。ここでのテーマは、同じ欧州でありながらパリとは文化風土の異なる、駐在員中心の邦人コミュニティにおける「ロンドン症候群」というべき現象の検証でした[16]。当時のロンドンでは邦人駐在員が急増し、海外生活初心者の精神不調者が増加していました。シンポジウムには、同地で診療活動を行っている邦人医師、臨床心理士、大学教員、カウンセラー、留学医師、大使館領事など31名が参加しました。ロンドンでの生活は、望めば大抵のことが日本語で解決できる「邦人集団での海外生活」ともいうことができ、一方で邦人同士の軋轢が生まれやすい環境でした。そこでは、日本人に特徴的な行動様式や社会病理が増幅される「海外での日本化」（115頁参照）が起きるなど、パリ症候群との変異項を指摘しました。

２００８年から定期的に上海を訪れ相談事業を展開していた長崎大学精神科の小澤寛樹医師は、『上海メンタルクライシス』[17]として同地での邦人駐在員および帯同家族からの相談事例を通して、彼らの勤務生活状況や問題への対応策を報告しました。「急速な経済発展で企業間の競争が激しい上海での労働は精神的なプレッシャーが大きく、日本企業の上海進出にともない駐在社員やその家族におこるさまざまなメンタルクライシスが問題になっている」と述べ、広大な中国における上海でのビジネス環境の特殊性について言及しています。筆者らが２０１２年に実施した中国4都市（北京、上海、広州、青島）でのアンケート調査でも、赴任都市によってストレス要因の異同があることが分かりました（166頁参照）。同じ中国赴任でも気候、言葉、味付け、人情などに多様性があることは、赴任前研修における重要な学習点となります。

筆者は公私ともシンガポールに縁があり、これまでに27回シンガポールを訪問しています。ここでも「シンガポール症候群」ともいうべき特徴がみられます。シンガポールは１９６５年建国の若い都市国家で、首相の強い牽引力のもと、瞬く間に東南アジアのハブ的役割を担う国に成長しました。一方、急成長を支えてきたのは厳しい人民統制であり、在留邦人もその対象となっています。外国人による集会開催は難しく、シンガポールに利益をもたらさない邦人の長期滞在は困難な仕組みとなっています。その仕組みが、ある日突然変更される可能性や、生活全般が細かい罰則で管理されていることについて心得ておく必要があります。シンガポール症候群の本質は、スピーディかつ、有無を言わさぬ上意下達の社会制度と言ってもよいかもしれません。

最後に、筆者が２０１９~２０２１年に滞在したバンコクについて述べてみます。バンコクは世界第二規模の邦人コミュニティを擁する巨大都市で、最も人気の高い赴任先都市の一つです。微笑みの国といわれる穏やかな国民性とタンブン（徳を積む行為）の精神が外国人へのホスピタリティの基盤にあります。タイ国王は２０２０年のインタビューで自国を The land of Compromise と呼んでいます。Compromise は、妥協という意味ではなく、歩み寄りという前向きの表現と理解します。和を尊ぶわが国と親和性が高い文化をもっています。一方、高層ビルが林立する街中で見かける物乞いの母子など格差社会の闇は深く、王室や軍事政権への批判デモも時に発生しています。外務省の邦人援護統計で最も事例数が多い都市はほぼ毎年バンコクとなっており、治安良好とは言いがたいところもあります。それでも親日的で居心地の良いタイにもっと居たいという在留邦人の心情を表すのが「いタイいタイ病」という自虐的な言葉です。南国特有のマイペンライ（大丈夫、大丈夫）という楽観性は、几帳面で生真面目な日本人にとって救いになることが多々ありますが、日本に帰るとなかなか通用しません。「いタイいタイ病」に象徴されるバンコク症候群とは、清濁併せ飲む度量へのひとときの羨望ではないかと筆者は感じています。そして、日本へのフライトが6時間という帰国の利便性があっての「いタイいタイ病」であることを付記します。

以上、パリ、ロンドン、上海、シンガポール、バンコクという5都市にみられる地域特異的な症候群について紹介しました。とはいえ、パンデミックや戦争により同じ地でも環境因の様相は変化します。また、上記5都市以外の赴任地でもその地ならではの環境特性があることはもちろんです。1982年にパリ留学から帰国した大西守医師は、東京での在日外国人の診察経験から海外邦人と共通する文化依存的な現象を見出し、これを異文化ストレス症候群と名付けています。[18]

## 第2章　引用・参考文献


1　シャウフェリ, W. B.・ダイクストラ, P. 著／島津明人・佐藤美奈子訳『ワーク・エンゲイジメント入門』星和書店、２０１２、p. iii。

2　外務省領事局政策課「海外在留邦人数調査統計」２０２２年10月１日現在
https://www.mofa.go.jp/mofaj/files/100436737.pdf

3　鈴木満研究主任「日本企業東南アジア駐在員のメンタルヘルス事情—フィリピン、シンガポール、インドネシアでの調査より」海外邦人医療基金調査報告書、２０１２。

4　ポロック, D. C.・リーケン、R. v. 著／嘉納もも・日部八重子訳『サードカルチャーキッズ—多文化の間で生きる子どもたち』クロスカルチャーライブラリー、スリーエーネットワーク、２０１０。

5　通常の学級に在籍する特別な教育的支援を必要とする児童生徒に関する調査結果について
https://www.mext.go.jp/content/20230524-mext-tokubetu01-000026255_01.pdf

6　広瀬宏之「海外邦人師弟の発達障害支援—ジャカルタにおける発達相談から—」こころと文化９(1)：10-16、２０１０。

7　２０２１（令和３）年度日本人留学状況調査結果
http://studyinjapan.go.jp/ja/_mt/2023/02/date2021n.pdf

8　清水將之『青い鳥症候群—偏差値エリートの末路』弘文堂、１９８３。

9　鈴木満：「海外在留邦人精神科救急事例の受療経路と転帰に関する広域実態調査（課題番号１８４０６０３４）」平成18年度—平成20年度科学研究費補助金（基盤研究Ｂ）研究成果報告書、２００９。

10　サテライトシンポジウム「海外で老い、そして想う日本の原風景」特集２海外邦人コミュニティにおける精神保健サービスの需要と供給、文化とこころ(5)：18-52、２００１。

11　一般財団法人ロングステイ財団
https://www.longstay.or.jp/

12　皆川一夫『ベトナムのこころ—しなやかさとしたたかさの秘密』めこん、１９９７。

13 水谷竹秀『日本を捨てた男たち―フィリピンに生きる「困窮邦人」』集英社、2011。
14 瀬川正仁『老いて男はアジアをめざす―熟年日本男性タイ・カンボジア移住事情』バジリコ、2008。
15 太田博昭『パリ症候群』トラベルジャーナル、1991。
16 鈴木満・立見泰彦・太田博昭共編著『邦人海外渡航者の精神保健対策―欧州地域を中心とした活動の記録』信山社、1997。
17 小澤寛樹監『上海メンタルクライシス―海外日本人ビジネスマンの苦悩』長崎新聞社、2012。
18 大西守『異文化ストレス症候群―人はなぜ異国で病むのか　カルチャーショックを克服するには』バベル・プレス、1992。

# 第3章

# 海外赴任者のためのメンタルヘルス心得

第1章では、広大な精神医療過疎地といえる海外で精神不調をきたすストレス要因と典型的なストレス反応を、第2章では海外邦人にしばしば観察されるメンタルヘルス上の症候群を挙げました。本章では、海外生活を予定している本人・帯同家族、そして彼らを送り出す組織の精神医療過疎地における心得について述べます。心得とは予防的かつ自律的な「備え」であり、健康問題のみならず安全面でのリスクマネジメントも含みます。「何かあったらすぐ医者に連れて行こう」という発想から、「医者に行けるまでの時間にできることは何だろうか」という発想への転換はたやすくありません。赴任前からの周到な備えが必要です。そして赴任前にある程度の心得を身につけることで、赴任後の対処行動が大きく変わります。本章ではまず、赴任前研修で行われているメンタルヘルス心得のエッセンスを紹介します。派遣元の企業にとっては安全配慮義務を遵守するための体制整備につながる内容も含みます。

## 国内と異なる精神科医の処方箋

精神科医による処方箋、すなわち治療戦略には大きく分けて、薬物療法、精神療法、環境調整があります。赴任地によって状況は異なりますが、日本と同等の精神医療サービスを期待できる国はわずかにすぎません。そして日本からの遠隔支援でできることは限られています。

精神科の薬物療法の多くは対症療法で、不安には抗不安薬、抑うつには抗うつ薬、不眠には睡眠導入薬といった薬剤を使います。大半の国で、専門的治療のための投薬には医師による薬剤処方箋が必要なので、現地医療機関への受診を要します。医療機関へのアクセスは赴任地によってさまざまです。いずれにせよ遠隔支援による薬物療法を行うには、日本の遠隔支援者と赴任国の医療機関との緊密な協力が必要となります。

精神療法については、現地言語が堪能であれば赴任先の医療機関である程度対応してもらうことは可能です。ごく一部の国ではありますが、日本語を理解できる医師がいたり、医療通訳の手配が可能な国もあります。これらが得られない場合には、日本との電話、メール、オンライン動画を使っての精神療法という発想にはなります。しかしながら、国境をまたぐ医療行為についてはいまだ解決すべき課題があり、現状では診療未満の相談や診療勧奨という苦し紛れの対応になります。

環境調整の多くは支援者調整であり、当事者以外の関与が必要となります。海外では、家族、親族、友人、上司、同僚による支援が期待できない場合が多く、自分自身による解決力すなわちセルフケア能力の底上げが求められます。

このように海外邦人への遠隔支援を想定した精神科医の処方箋は限定的です。それを事前に補完する予防的処方箋に相当するのが、後述する赴任前研修（107頁参照）です。

## 基本はセルフケア

現地での直接支援や日本からの遠隔支援が得られない場合、頼りとするのは自分自身です。自分で自分を守るための備え、すなわちセルフケア能力を身につけることが第一の予防的メンタルヘルス対策となります。セルフケア能力は問題解決能力、危機管理能力に通じます。さらには、答えの出ない事態に耐える力（Negative capability）[1]も海外で求められるセルフケア能力の一つです。長期の海外生活を送る決断をしたところから、セルフケア能力の向上のための準備を始めたいものです。

定期健診の身体検査データがオールAでも、海外生活を前向きに取組めないという相談例を多数経験してきました。赴任前に行うメディカルクリアランスでは、身体の健康状態だけではなく、勤務生活環境の急変に対応できるセルフケア能力についてもチェックします。

セルフケアの前提には、セルフアウェアネス（自分自身を知ること）とセルフチェック（精神健康度の客観的評価）があります。自分の感情変化に気づかなければ、セルフケアとしての具体的対処行動が見えてきません。そして、自分の感情変化をある程度言語化し客観的に評価するにはセルフチェック法が役に立ちます。筆者らは生活環境の重要性を加味した、海外生活ストレス要因調査票18項目版を開発し、海外赴任者へのストレスチェックに追加しました（101頁表2）。そのような海外版ストレスチェックの回答からも、心身のストレス反応や生活満足度への気づきを得て、セルフチェックを行うことができます。

その他にもこころの健康度を自己評価する方法が多数開発されています。赴任前研修や海外巡回相談で使用する簡便なセルフチェック法には、GHQ12項目版（103頁表3）、うつ病スクリーニングなどがあります。セルフチェック法の適応と限界を考慮したうえで活用する価値があります。

セルフケアの基本的姿勢は、日本にいるときから身につけることができます。いつもの自分の状態をよく知っておくのは、渡航前からできる準備行動です。筆者は赴任前研修にセルフチェック実習を盛り込み、その回答紙を持ち帰ってもらっています。渡航後に回答紙を再チェックすることで自分の変化に気づくことができます。海外生活下で複数のストレス要因を同時に抱える環境では、そのストレス要因をうまく整理することができず、ストレス反応としての複雑な感情変化に気づくのが難しくなります。そんなときには後述のスーツケース法（125頁参照）が役に立ちます。

## セルフチェックをしてみよう

筆者が職場で担当する赴任前研修では、最後にセルフチェックをしてもらい、自己採点後に自発的な相談を受け付ける仕組みにしています。よく使うセルフチェック法は、以下の二

**9. 毎日の食生活の違いについてどのくらいお困りですか。**
□まったく困らない　□少しだけ困る　□多少は困る　□かなり困る　□非常に困る

**10. テレビ・インターネット視聴、新聞購読など、情報収集の違いについてどのくらいお困りですか。**
□まったく困らない　□少しだけ困る　□多少は困る　□かなり困る　□非常に困る

**11. 電話・電子メールなど、通信手段の違いについてどのくらいお困りですか。**
□まったく困らない　□少しだけ困る　□多少は困る　□かなり困る　□非常に困る

**12. 自分の健康維持についてどのくらいお困りですか。**
□まったく困らない　□少しだけ困る　□多少は困る　□かなり困る　□非常に困る

**13. 余暇の過ごし方の違いについてどのくらいお困りですか。**
□まったく困らない　□少しだけ困る　□多少は困る　□かなり困る　□非常に困る

**14. 職場・留学先・地域社会での日本人との人間関係についてどのくらいお困りですか。**
□まったく困らない　□少しだけ困る　□多少は困る　□かなり困る　□非常に困る

**【以下の項目は必要に応じて追加】**

**15. 一時帰国のための利便性や費用についてどのくらいお困りですか。**
□まったく困らない　□少しだけ困る　□多少は困る　□かなり困る　□非常に困る

**16. 子女の教育、学校の違いについてどのくらいお困りですか。**
□まったく困らない　□少しだけ困る　□多少は困る　□かなり困る　□非常に困る

**17. 日本からの来訪者への対応についてどのくらいお困りですか。**
□まったく困らない　□少しだけ困る　□多少は困る　□かなり困る　□非常に困る

**18. 使用人に関することについてどのくらいお困りですか。**
□まったく困らない　□少しだけ困る　□多少は困る　□かなり困る　□非常に困る

先行研究：在外生活ストレス要因調査票．鈴木満ほか（2001）海外在留邦人の精神保健調査．（2023年7月一部改変）平成11～12年度科学研究費補助金（研究基盤B-2）研究成果報告書．

## 表2 海外生活ストレス要因調査票18項目版

Life-related Stressors for Japanese Expatriate-18 (LSJE-18)

**日本との違い**でお困りのことについておたずねします。
あてはまるものに✓をつけてください。

| |
|---|
| **1. 気候風土の違いについてどのくらいお困りですか。**<br>□まったく困らない □少しだけ困る □多少は困る □かなり困る □非常に困る |
| **2. 治安の違いについてどのくらいお困りですか。**<br>□まったく困らない □少しだけ困る □多少は困る □かなり困る □非常に困る |
| **3. 社会規範(政治・経済機構、法律など)の違いについてどのくらいお困りですか。**<br>□まったく困らない □少しだけ困る □多少は困る □かなり困る □非常に困る |
| **4. 文化や生活習慣の違いについてどのくらいお困りですか。**<br>□まったく困らない □少しだけ困る □多少は困る □かなり困る □非常に困る |
| **5. 言葉でのコミュニケーションの違いについてどのくらいお困りですか。**<br>□まったく困らない □少しだけ困る □多少は困る □かなり困る □非常に困る |
| **6. 社会基盤(住居・道路・上下水道・交通事情など)の違いについてどのくらいお困りですか。**<br>□まったく困らない □少しだけ困る □多少は困る □かなり困る □非常に困る |
| **7. 物価の違いについてどのくらいお困りですか。**<br>□まったく困らない □少しだけ困る □多少は困る □かなり困る □非常に困る |
| **8. 物品購入の違いについてどのくらいお困りですか。**<br>□まったく困らない □少しだけ困る □多少は困る □かなり困る □非常に困る |

| | | |
|---|---|---|
| 6 | ものごとを決断できていると<br>思いますか | □ いつもよりできる<br>□ いつもと同じ<br>□ いつもよりできない<br>□ いつもよりずっとできない |
| 7 | いろんな問題を解決できなくて<br>困りますか | □ ない<br>□ いつもより多くはない<br>□ いつもより多い<br>□ 特に多い |
| 8 | 全般的に幸せと感じていますか | □ いつもよりそう感じる<br>□ いつもと同じ<br>□ いつもほどではない<br>□ いつもよりそう感じない |
| 9 | 日常生活を楽しむことができますか | □ いつもよりできる<br>□ いつもと同じ<br>□ いつもより少ない<br>□ いつもよりずっと少ない |
| 10 | 不幸せで憂うつだと感じることが<br>ありますか | □ ない<br>□ いつもよりは多くはない<br>□ いつもより多い<br>□ 特に多い |
| 11 | 自信をなくしていますか | □ なくしてはいない<br>□ いつもより多くはない<br>□ いつもより自信がない<br>□ 全く自信がない |
| 12 | 自分は役に立たない人間だと<br>感じることがありますか | □ ない<br>□ いつもより多くはない<br>□ いつもより多い<br>□ 特に多い |

**表3 GHQ精神健康調査票12項目版**（日本語版・中根允文訳）

実施日　　年　　月　　日（　）　□男性　□女性　年齢（　　）才

General Health Questionnaire12項目版（GHQ-12）

注意深くお読み下さい。
この1ヵ月において、どこか調子の悪いところがありましたか。
全般的な健康状態はどうでしたか。
下記の全ての質問について、最も当てはまると思うものに✓を付けて下さい。
ふだんに比べて、次のようなことがありますか。

| | | |
|---|---|---|
| 1 | 心配事のために睡眠時間が減ったことがありますか | □ ない<br>□ いつもよりは多くはない<br>□ いつもより多い<br>□ 特に多い |
| 2 | いつも緊張していますか | □ ない<br>□ いつもより多くはない<br>□ いつもより多い<br>□ 特に多い |
| 3 | ものごとに集中できますか | □ いつもよりできる<br>□ いつもと同じ<br>□ いつもよりできない<br>□ いつもよりずっとできない |
| 4 | 何か有益な役割を果たしていると感じますか | □ いつもより多い<br>□ いつもと同じ<br>□ いつもより少ない<br>□ いつもよりずっと少ない |
| 5 | 自分の問題に立ち向かうことができますか | □ いつもよりできる<br>□ いつもと同じ<br>□ いつもよりできない<br>□ いつもよりずっとできない |

つです。どちらも広く使われているスクリーニング法で、それぞれ数分間で回答できます。

### (1)GHQ精神健康調査票12項目版(日本語版・中根允文訳)

英国のGoldberg, D. P. 博士によって開発された質問紙法による検査(103頁表3)で、12問の短縮版ながら高い妥当性と信頼性が得られています。点数が高いほど健康度が低く最高点が12点です。筆者が担当した赴任前研修の平均点は3点前後です。6点以上が事前相談の目安と説明していました。100人程度の研修では数人が相談を希望してきました。採点法は回答4択のうち上2択を選んだ場合が0点、下2択を選んだ場合を1点とし、12項目の合計点を算出します。

### (2)うつ病スクリーニング

これはストレスチェックの高ストレス者面接にも使う簡易スクリーニング法です。下記①と②の両方もしくはどちらかが「はい」で、①~⑤のうち少なくとも3つ以上「はい」があれば、うつ病を疑います。もちろん確定診断には精神科医による診察が必要となります。

①この2週間以上、毎日のように、ほとんど一日中ずっと憂うつであったり沈んだ気持ちでいましたか?

②この2週間以上、ほとんどのことに興味がなくなっていたり、いつもなら大抵楽しめていたことを楽しめなくなっていたりしましたか?

**右記どちらか、あるいは両方が「はい」である場合、左記質問に進む。**

③毎晩のように、睡眠に問題(たとえば寝つきが悪い、真夜中に目が覚める、朝早く目覚める、寝過ぎてしまうなど)がありましたか?

④毎日のように、自分に価値がないと感じたり、または罪の意識を感じたりしましたか?

⑤毎日のように、集中したり決断したりすることが難しいと感じましたか?

## セルフケア強化は健〝幸〟な海外生活のため

セルフケアの当面の目的は心身の健康保持です。しかし健康保持とは「病気ではない」状態だけをさすのではありません。明日への希望を失わず、やりがいをもって幸福感のある毎日を送ることが本来の目的であり、どこに身を置こうとそれは変わりません。近年、多くの企業がこの考え方を取り入れたWell-being経営を導入しています。

Well-beingは、2000年頃から精神保健関連の学会で頻繁に目にするようになった用語ですが、ぴったりした邦訳がなされずウェルビーイングというわれわれの音感になじまぬカタカナ表記をあてがわれたまま漂流しています。同じく精神健康の指標となるQuality of life は、「生活の質」という訳語が先導する形で浸透し、略語であるQOLもわが国に根付きました。Well-being は英英辞典では、The state of being healthy, happy, or prosperous. すなわち健康で幸福で繁栄している状態とあります。数種類の英和辞典をひもとくと、おおむね「健康、幸福、福祉」という訳がされています。何人かの日本語が堪能な英語圏出身者に聞いてみたところ、既存の日本語から適訳は見つからないが happiness という概念は外せないといいます。筆者は Well-being を健〝幸〟と邦訳して職域メンタルヘルスの目標として掲げてきました。

厚生労働省でも快適職場作りという標語の普及に力を入れてきました。職場の快適さは照明や空調だけをさすのではなく、メンタルヘルスにも配慮した勤務環境作りということがうたわれています。しかし、幸福という言葉が表に出てきません。英国に住んでいたころ Are you happy? という言い回しが耳になじんでいました。「あなたは幸福ですか？」という直訳文を日常的に使うのは確かに面映いですね。Well-being に含まれる幸福感とは、元気潑剌といった横断的な状態をさすわけではありません。毎日が心身ともに健やかで、将来に対する深刻な不安をもたず、順調で幸せな、明日を煩わぬ状態を表すと理解しています。

わが国の職場で働きがい改革が進化するとともに、Well-being の概念も拡がりつつあります。しかし、「明日への煩い」への対策となっていた終身雇用制、年金制度、貯蓄率の高さが一つずつ危うくなるということが、Well-being の低下につながっていく感をこのところ強くしています。海外赴任におけるセルフケアとは、病気にならず無難・無事に任期を終えることではなく、健〝幸〟な生活を送ることが目的であることを、今一度確認したいと思います。

## 赴任前研修で学ぶ海外生活の勘所

海外赴任が決まったら、「海外で自分の心身に起こり得ること」を予測し対応を考えておくことが大切な備えとなります。防災訓練と同じです。事前に知っておけば自分の変化に右往左往することなく的確な対応ができます。この備えこそ予防的処方箋といってよいでしょう。

海外赴任にあたっては、赴任先の、日本とは異なる文化風土、生活習慣、価値観、医療制度、教育制度、健康保険、緊急事態への対応を含む赴任前研修（渡航前研修）が有用です。赴任前研修の担当者は、海外勤務生活環境や精神科救急に精通していることが望ましいですが、小さな事業場での自社対応は難しいでしょう。日本在外企業協会（日外協）[2]などが定期的な研修会を開催しているので、赴任者のみならず送り出す側の人事担当者や帯同家族の受講を勧めます。渡航直後の生活立ち上げ時期には、日本にいた時と同じような働きや仕事量は期待できないかもしれないとの認識を日本側担当者にももってほしいと思います。赴任前研修を経て、それぞれの興味に従って、その土地の言語や価値観、宗教、日本との関係における歴史認識など一歩踏み込んだ学びを各自深めていけば、赴任後の適応がより円滑に進むでしょう。筆者が赴任前メンタルヘルス研修で強調しているのは以下の項目です。

## 海外生活適応の過程を知る

第1章24頁で紹介した通り、海外適応の時間的経過は、現地に対して新鮮な気持ちをもち、急激な環境変化に適応すべく無我夢中である「移住期」、現地の欠点が見え始め、不便さや不自由さが次々と目に付いてイライラしたり、無性に腹立たしく感じたりする「不満期」、外国とはこんなものだ、仕方がないと諦め、あるがままに現地を受け入れる「諦観期」、現地の短所も長所もよくわきまえ、その中の自分という位置づけが客観的にできて、その場の状況にあった適応が自然にできる「適応期」、日本へのノスタルジアが強まり、それに支配される「望郷期」に分かれるとされます。

海外生活の第一関門はおおむね最初の3ヵ月、「移住期」から「不満期」に相当する期間です。この期間のストレス要因とストレス反応への気づきがその後の適応を左右します。各適応時期の特徴を知り、次の時期に起こりうることを予測することが精神不調の予防につながります。

## 海外生活の動機付けと満足度評価

海外に行く動機付けにはどんなものがあるでしょうか。自ら進んで海外に行きたい人。自分の決断ではなく海外に行くことになったものの、準備が整っていない人。海外に行きたくないのに役割上行くことになってしまった人など、それぞれの動機付けによって心構えが異なるのは当然です。

その動機付けにかかわらず、世界中どこでも、誰にでも当てはめられるメンタルヘルスの指標は、総合的な満足度です。満足度は「こうありたい自分」から「今の自分」を差し引くというシンプルな式で求められます。つまり「期待値マイナス現実」ということですが、これが小さければ小さいほど、その生活に満足しているといえます。期待値とは自分への要求水準であり、志や人生の目的に通じます。それを規定するのはその人の価値観、向上心、周囲からの期待などさまざまな要素があります。志が高すぎると現実とのギャップが大きくて不全感が高まります。一方、志に基づく目標があまりに安直であれば成長は望めません。

海外生活の現実がすぐには変わらないのだとしたら、変えられるのは期待値です。期待値が高すぎると、それに満たない現実と比べて苦しくなります。海外生活は日本では経験できないことで満ちていて、自分の身の丈を超えた期待を抱きがちです。しかし国を越えたからといって、自分にできることには限界があります。

英国で邦人大学生のカウンセリングを担当していた時、真逆の二つの事例を経験しました。大学院を目指して少しでも専門用語を含む語学力を上達させようと身を削って勉強し、それにより苦悩する学生と、遊学とうそぶいて連日地元学生と遊び回りそれなりに日常会話力を身に付けている学生がいました。その時点での生活の満足度は、後者の方が高かったでしょう。前者はそれ以上自分を追い込むことができない状態であったため、筆者からは目標到達時期の延期を提案して、結果的に精神的な安定を得ました。後者には勉学の伸びしろが期待できたので、もう一歩の踏ん張りを助言し将来展望が開けました。どちらにせよ、身の丈に合った志と、それに向かう努力が生活の満足度、つまり健〝幸〟度を決めます。その過程で軌道修正が必要となる場面があります。第1章でも言及した夏目漱石はその作品『こころ』の中で、「志のない奴は馬鹿だ」と主人公に言わせています。高い志ゆえに英国留学時代に苦悩したのは、ほかならぬ漱石本人でした。

## 自分の感情や身体が発するSOSに気づく

自分が、怒っているのか、悲しいのか、不満なのか、寂しいのか、落ち込んでいるのか、その感情を的確に客観視すること（セルフアウェアネス）は、自分自身のメンタルヘルスを保つセルフケアの第一歩です。それは、いつもの自分との違いをとらえることに他なりません。

そのためには「いつもの自分」を知っていることが前提になります。

精神医療過疎地である海外だからこそ早期発見、早期対応が重要となります。精神不調を自分自身で認識し早めに相談ができればそれに越したことはありませんが、病識（自分が病気であるという認識）がない場合には病状が悪化し、時を逸すると緊急介入や入院治療が必要になることがあります。精神不調が、家族や同僚によって見つけられることも多く、その最初の兆候を本人のみならず周囲が知っておくことで、早めに支援することが可能となりその後の早期回復が期待できます。

精神不調の初期症状については、第1章28頁表1「いつもと違う変化」を参照してください。身体化とは、こころに何か変化があった時にそれが身体の症状として現れることをいいます。言語発達の途上にある子どもに起こりやすい症状ですが、大人にもみられます。腹が痛い、頭が痛い、肩がこる、腰が痛いなど、その人の弱い身体部位に現れるという特徴があります。身体の病気かと思って受診しても、症状を説明できるような所見が認められない場合には身体化を疑います。移住期や不満期に認められやすい症状です。神経質で几帳面な人が、身体の発するSOSに過度にとらわれるとネット検索や病院巡りで消耗してしまいます。そんな時には、海外生活ストレス反応としての身体化かもしれないということを思い出し、後述のスーツケース法（125頁参照）でストレス要因を書き出すなど、セルフケア作業を試してほしいと思います。

## 不安の先取りに注意

海外生活ストレス要因には適切なリスクマネジメントが必要である反面、それが高じると過度な悲観や不安に転じてしまいます。不安とは「明確な対象をもたない怖れの感情」と定義されています。不安の先取りを予期不安といいます。予期不安とは、明日起こるかどうか分からぬ惨禍や不幸に対しても過度に心配してビクビクした毎日を送るような状態です。科学的な根拠のもとに「正しく恐れる」のではなく、心的エネルギーのほとんどを明日への思い煩いに使い果たしてしまうことで、今日を生きる喜びや味わいを忘れてしまいます。人類の歴史は天変地異や争いといった惨禍とともにあります。個人レベルでも失敗や喪失と無縁な人は少ないでしょう。それでも多くの人は前向きに人生をとらえて毎日を暮らしています。矛盾するようですが希望をもって健〝幸〟な毎日を送るためには、楽観というスパイスが必要です。いくつかのシナリオから最も悲観的な可能性を選び、ひとりよがりで行き過ぎた対策を強いて自分を追い込む状況を作ることは避けたいものです。

親の予期不安は子育てにも影を落とします。「日本にいたら」こういう習い事をしていた、こんな経験をしていたという喪失の先取り感に駆られ、「日本に帰ってから困らないように」を錦の御旗に、海外でも日本と同等の勉強を子どもに強いる親の気持ちは分からないでもありません。しかし、親の予期不安のために子どもの予定表がびっしり埋まってしまうと、子どもはネジを緩める間がなくなって調子を崩してしまいます。日本にいたら手に入ったかもしれないものは、無い物ねだりと達観して、新しい環境に精一杯適応して成長しようとしている子どもを見守る勇気も大事です。

## 入れ替わりの激しい邦人コミュニティ

その地にしっかりと根を下ろした移民や永住者による邦人コミュニティと、海外駐在員や留学生など長期滞在者を中心とした邦人コミュニティとでは特性が異なります。長期滞在者の多くは数年間で帰国するため、つねに海外生活初心者が入れ替わっています。とくに欧州とアジアの大都市ではその傾向が高く、邦人向けの情報紙を見ても海外初心者向けの丁寧な説明があります。長期滞在者とは、旅人の気持ちをもった生活者といえましょう。

平均2～3年間の滞在は長いようで短く、ようやく赴任先の文化や人に慣れ、これから交流を深めたいという頃に帰国の時期を迎えます。筆者が留学していた英国の研究所も同じで、クリスマスを2回経験すると帰国、というのが平均的な若手研究者の留学パターンでした。滞在が長引いていた筆者にとっては、新任日本人研究者の適応過程は自分のそれを再観察する機会となっていました。

煉瓦作りの古い研究所内のドアはどれも手動式で、しかもかなり重く、先に勢いよくドアを開けると、反動で閉じる重いドアが後続者にぶつかってしまう危険がありました。おそらく今でもそういった古い建物は少なくないでしょう。そのため、ドアを開けた者は後ろを振り返って後続者がいないか確認し、もし後続者が近づいていればドアを手で支えて待つというのが慣わしとなっていました。留学当初の同胞のほとんどはこれに気づかず、ドアを開けても後ろを振り向かず直進していました。そのうち誰かがドアを支えて待っていてくれる体験を自らすることで、この習わしを学んでいきます。そこで交わす短いやり取りを通して、徐々に研究所の職場風土に溶け込んでいきます。

春先に新任の海外赴任者が集中する日本人居住地域では、重いドアのエピソード以外にもこういった風景がよく見られます。あたかも初心者マークをつけた自動車がぎこちなく走り回っているかのようです。入れ替わりの激しい駐在員中心の邦人コミュニティでは、このような繰り返しのなかで、誰もが同じように現地になじんでいくのです。

## 海外で増幅・保持される日本文化の特性

海外在留先で自国の文化的特性が増幅するのは、在日外国人コミュニティでもしばしば観察される文化人類学的現象です。30年前のロンドン留学時代、駅のホームで耳に入った美しい日本語には、小津安二郎や黒澤明の映画で聞いた小気味よいリズムと品格がありました。

話し手は日本人とおぼしき中学生くらいの少女でした。おそらくは永住邦人の子女で、両親の日本語を純粋に継承していたのでしょう。このように海外では日本国内ですでに変容、減衰、淘汰された文化が増幅された形で保持されることがあります。筆者はこれらの文化依存的な現象を、海外邦人コミュニティでの日本化と呼んでいます。多くは時間差をもって現代日本の文化とシンクロします。時には古き慣習が残存することもあります。駐在員帯同家族の顕著な序列がその一例です。かつては駐在員の所属する企業内での序列が帯同配偶者の序列を決めるという現象がよくみられましたが、今ではその傾向が薄れているようです。社会病理の増幅については、第2章ムラ社会症候群（63頁）で述べた通りです。

## 海外邦人社会での丁度良い距離感とは

第2章で述べた通り、海外生活ストレス要因の一つに、狭い日本人社会での人間関係があります。海外の小規模事業場やムラ社会のなかで肥大化した対人葛藤は、日本国内でのそれよりも深刻なものになりやすく、プラスの対人感情である愛情も、マイナスのそれである憎悪も濃縮、倍増します。同じ感情の反芻が続くと、その思いが反復強化され、やがて自己制御が難しくなって溢れ出てしまうのです。限られた人間関係のなかで、日本では近くにいてくれた相談役や緩衝役に声が届かない環境下で人間関係が煮詰まってしまいます。

海外において日本語と日本文化を共有できる日本人同士は、相互支援関係にありますが、支援と葛藤のバランスが崩れると、祝福されない恋情、過干渉、顔も見たくない嫌悪感、ムラ八分といった極端な反応が起こりかねません。これは職場環境だけではなく、帯同家族の妻同士、思春期以降の子ども同士、家族間の関係にも当てはまります。関わり過ぎず、関わらなさ過ぎず、お互いに足りないところを補い合う、「助け合うけど頼りすぎない」という自立した者同士の丁度良い距離感が、海外ではとくに必要です。

## 赴任先の社会に溶け込む

巡回相談の経験から、精神不調を乗り越えた事例には仕事以外の引き出しをもっていることが多いと感じています。「一度辛くなったけれど、こちらでサッカーを始めて、生活がとても楽しくなった」「久しぶりに乗馬をしたら、友人が増えた」「現地のオーケストラに加わって、仕事以外の交流が深まった」などの声を思い出します。このように海外での人間関係作りに大きく寄与することとして、言葉を介さない趣味をもつことが挙げられます。たとえばスポーツ（できれば団体スポーツ）、音楽、ダンス、料理などの趣味があれば、現地語に堪能でない場合も、それを一緒に楽しむことでコミュニケーションの第一歩をクリアできます。

ボランティア活動もしかりです。日本の若者は諸外国の若者と比べて、ボランティア活動に興味がある者の割合は低く、ボランティア活動に興味がない者の割合は平成25年度の調査時よりもさらに上昇したとのことです[3]。筆者の30年前の英国留学を支援してくれたのは、脊髄損傷治療開発のためのボランティア団体でした。篤志家による寄付、ダイアナ妃を招いてのチャリティコンサートなどに加え、脊髄損傷のために車椅子生活を余儀なくされた当事者たちによる車椅子マラソンのチャレンジがありました。彼らは、日本の桜を南から北に車椅子で追いかけ道中で寄付を募る「桜前線」、紅葉を北から南へ追いかける「紅葉前線」も遂行し、筆者も及ばずながら応援しました。

英国では、社会の津々浦々にボランティアによるファンドレイジング活動が浸透しており、子どもから高齢者まで各々ができる形で社会貢献をする姿があります。記憶に新しいのはパンデミック下で99歳になる退役軍人が、100歳の誕生日までに自宅庭を100往復して医療支援のための寄付金を1千ポンド（約15万円）集めるというチャレンジです。目標達成の翌日までの寄付金は2千万ポンド（約30億円）になったとのことです。社会に役立っているという感覚は、個人のこころの満足度や充実度につながっていて、こういった国民意識が英国の背骨にもなっていることを感じます。ボランティアは、ラテン語の語源 voluntas（自由意志）が示す通り、誰かに命じられて行うことではありません。自分の意思で自分のできる範囲で行う利他的な行動であり、それは健〝幸〟にもプラスに働きます。

## カルチャーフリーの見方を大切に

お互いの氏や育ちが分からない海外邦人コミュニティにおいては、その人自身がどんな人であるかよりも、その人の属性や肩書きが大きくなってしまう傾向があります。初対面の人とのコミュニケーションでは、共通点を探り合います。共通点探しは安心要因探しでもあります。その中で共通の価値観や生活感覚の有無を確認する作業が自然に進むのです。生活歴や帰属組織の確認も一連の確認作業の一つです。しかし、限られた期間の限られた人数での赴任生活では、ともすればその人の人物像よりも背景が優位となることがあります。たとえば○○会社の駐在員、○○社の駐在員の妻、○○学校に通っている子ども、現地に帰化した永住者、国際結婚カップル、日系○世といった具合に、その属性ごとにラベリングされてしまいます。これは現地の人との人間関係作りにおいても同じです。国という属性による評価が個人の特性評価を大きく凌駕する「過度の一般化」は、人を見る目を曇らせます。

多文化間精神医学は、異なる文化の知識を得た上で自文化と相手の文化との違いを超越した理解を進めるというカルチャーフリーの視点を大事にしています。先入観やステレオタイプを全否定するわけでもなく、目の前に立っているその人の本態を知ることを全肯定するわけでもありません。属性のもつ文化的意味を咀嚼した上で、相手に接近するという診療姿勢は、海外生活適応期の境地に近いものがあります。

## 帯同赴任中の妊娠出産への備え

海外赴任中も自身および家族に、多くのライフイベントが訪れます。海外巡回相談の中で上位を占める相談内容は、妊娠・出産を含む育児問題です。とくに初めての妊娠・出産を海外で迎えるカップルにとっては、日本と勝手が異なり、支援者も限られるため戸惑うことが多くなります。妊娠、出産にともなう苦労は妊婦によって異なります。悪阻がひどいのか、早産の傾向があるか、難産傾向にあるか、産後は順調に回復するかなど、初めてゆえに予測できないことが多く、リスクも想定した備えが必要でしょう。まずは、早めに出産と産後の過ごし方の方針を立てることを勧めます。どこで出産するのか、帰国出産するならいつ帰国するか、産前・産後のケアは誰が担うか、日本の家族のサポートは得られるか、などです。産科医療事情は国によって異なり、産前産後にわたるケアがどの程度得られるか事前調査しておくことが大事です。日本で産婦人科にかかっていた場合は、主治医からの意見書も必要となります。

切迫早産傾向で安静を強いられた場合、その状態で飛行機に乗ることはできず、意に反して現地で出産せざるを得ない場合もあります。航空会社にもよりますが、出産予定日28～8日前までの搭乗なら「航空機に乗るにあたり健康上支障がない」と医師が明記した診断書の提出が、出産予定日7日前までの搭乗には診断書と医師の同行が必要となります。一般的に

| | | |
|---|---|---|
| 5 | はっきりした理由もないのに恐怖に襲われた。 | □ はい、しょっちゅうあった。<br>□ はい、時々あった。<br>□ いいえ、めったになかった。<br>□ いいえ、まったくなかった。 |
| 6 | することがたくさんあって大変だった。 | □ はい、たいてい対処できなかった。<br>□ はい、いつものようにはうまく対処しなかった。<br>□ いいえ、たいていうまく対処した。<br>□ いいえ、普段通りに対処した。 |
| 7 | 不幸せなので、眠りにくかった。 | □ はい、ほとんどいつもそうだった。<br>□ はい、ときどきそうだった。<br>□ いいえ、あまり度々ではなかった。<br>□ いいえ、まったくなかった。 |
| 8 | 悲しくなったり、惨めになった。 | □ はい、たいていそうだった。<br>□ はい、かなりしばしばそうだった。<br>□ いいえ、あまり度々ではなかった。<br>□ いいえ、まったくそうではなかった。 |
| 9 | 不幸せなので、泣けてきた。 | □ はい、たいていそうだった。<br>□ はい、かなりしばしばそうだった。<br>□ ほんの時々あった。<br>□ いいえ、まったくそうではなかった。 |
| 10 | 自分自身を傷つけるという考えが浮かんできた。 | □ はい、かなりしばしばそうだった。<br>□ 時々そうだった。<br>□ めったになかった。<br>□ まったくなかった。 |

**表4 エジンバラ産後うつ病質問票（EPDS）**

母氏名（　　　　　　　　　　）実施日　　年　　月　　日（産後　日目）

ご出産おめでとうございます。ご出産から今までのあいだにどのようにお感じになったかをお知らせください。今日だけでなく、過去７日間にあなたが感じたことに最も近い答えに✓をつけてください。必ず10項目全部に答えてください。

**例）幸せだと感じた。**

□ はい、常にそうだった　☑ はい、たいていそうだった
□ いいえ、あまり度々ではなかった　□ いいえ、まったくそうではなかった

〝はい、たいていそうだった〟と答えた場合は過去７日間のことをいいます。このような方法で質問にお答えください。

| | | |
|---|---|---|
| 1 | 笑うことができたし、<br>物事のおかしい面もわかった。 | □ いつもと同様にできた。<br>□ あまりできなかった。<br>□ 明らかにできなかった。<br>□ まったくできなかった。 |
| 2 | 物事を楽しみにして待った。 | □ いつもと同様にできた。<br>□ あまりできなかった。<br>□ 明らかにできなかった。<br>□ ほとんどできなかった。 |
| 3 | 物事が悪くいった時、<br>自分を不必要に責めた。 | □ はい、たいていそうだった。<br>□ はい、時々そうだった。<br>□ いいえ、あまり度々ではない。<br>□ いいえ、そうではなかった。 |
| 4 | はっきりした理由もないのに<br>不安になったり、心配した。 | □ いいえ、そうではなかった。<br>□ ほとんどそうではなかった。<br>□ はい、時々あった。<br>□ はい、しょっちゅうあった。 |

は、妊娠中期16～27週の妊娠が安定し流産のリスクも減る時期の移動が望まれます。時にはパンデミックなどのために予定していた一時帰国ができない場合や、逆に政変などで緊急退避しなくてはならない場合も視野に入れたリスクマネジメントが必要になります。

　精神医療過疎地である海外で産前産後を迎える場合、メンタルヘルスの点からも妊婦本人と配偶者に備えが必要です。出産前後のうつ病というリスクがあるからです。妊娠中のうつ病は日本の妊婦の約10％、産後うつ病は10～15％に認められるといわれています。なお、マタニティブルーズとは産褥期、とくに出産後数日から2週間程の間に一過性に現れる軽度の精神不調です。落ち込みやイライラなどの情緒不安定症状がみられます。3割から5割の妊婦に発生し、その一部が産後うつ病に移行することがあります。[4] 産後うつ病は産後数週間から3ヵ月頃に発症しやすいのでマタニティブルーズとの判別が難しいかもしれません。主治医への病状説明にはエジンバラ産後うつ病質問票（EPDS、121頁表4）が有用です。

　食材、出産、育児などの面でも日本とは異なることが多いことを知っておいた方が安心です。悪阻の重い人は現地の食事を受け付けないことがあるので、必要があれば食べ慣れた食材を用意しておいた方が良いでしょう。日本の帝王切開による出生割合は世界の中では低い方で、約2割と報告されています。ちなみにバンコクで多くの在留邦人が出産する私立病院では約7割が帝王切開で、無痛分娩が主流となっています。また日本ではへその緒を大事に保管する文化がありますが、保管にこだわらない国もあります。初めての出産の場合、これらの点も事前に理解して準備する必要があります。

## いざという時のための支援者、支援体制を作っておく

精神不調に限らず身体不調にもいえることですが、海外で調子を崩した時のための支援体制を渡航前から準備しておくと、いざという時の混乱や不安を軽くすることができます。

自分の身の回りのことができなくなったときや、急な入院・手術に付き添いが必要になったときなどに備えて、家族や親戚、友人などに現地に手伝いに来てもらう体制を作っておきましょう。とくにパスポートを持っていない、あるいは有効期限が切れている場合には、パスポート申請だけでも手間と時間がかかるので、時間のある時に取得や更新をお願いしておくと良いでしょう。

精神科医や心理士などのメンタルヘルス専門家も強力な支援者です。日本で精神科受診の既往がある場合には、海外に行くことはもちろん、その後の治療方針についても日本の主治医に相談し、英語の診療情報提供書（紹介状）を作成してもらい、渡航先での精神科医療につなげる準備をしてください。処方薬の名称には商品名と一般名があります。商品名は販売を担当している製薬会社が独自につけた名称で、国によって異なることが多いので、有効成分を表し国が違っても通用する一般名を記載してもらうことが大事です。薬局でもらう「お

くすり説明文書」には、一般名が併記されています。

## 一時帰国による治療的効果

第1章では、海外生活は著しい環境変化の場であり、邦人にとって海外は精神医療過疎地域であると述べました。精神不調をきたした場合、その主たる原因が環境因であれば環境調整としての一時帰国は治療的です。より頼りになる支援者と治療者が日本にいれば、一時帰国の治療的効果はさらに高くなります。これはパンデミック前からの大きな教訓であり、後方支援をしてきた精神科医としてはとっておきのカードの1枚でした。実際のところ、成田空港や羽田空港に到着して日本の空気を吸ったところから安堵の気持ちを実感したという報告は数多く、薬物療法や精神療法とは別次元の治療効果が得られる事例を多数経験しました。それだけにパンデミックによる帰国制限では難儀しました。タイ赴任中には世界中から、精神不調に関するメールと電話相談を本人、家族、上司から受けていましたが、いつもなら使えていた一時帰国というカードがきれませんでした。第4章で詳述する通り、「主体的移動の制限」は災害弱者の特性です。精神不調者もまた災害弱者であり、渡航制限はさらなる弱者化を引き起こすことを痛感しました。

## 悩みが多くなったらスーツケース法を試してみよう

海外生活ストレス要因は、日本でのそれよりも多様で複合的です。たとえば駐在員の場合、赴任地の生活全般にわたるストレス要因と、職場内部のストレス要因があり、これらを混同しないことが解決のコツとなります。

筆者はいつもスーツケース法を奨励しています。これはストレス要因の分類と整理に有用です。最初のスーツケースに入れるストレス要因は、自分だけでなく帰属組織や国でも解決困難なものです。たとえば大規模自然災害、パンデミック、政変、戦争などがあります。これらについてはとりあえずスーツケースに入れてしまいます。鍵をかけても良いです。二つ目のスーツケースは、自分では解決できなくとも誰かの助けを借りれば何とかなりそうなストレス要因です。たとえば職場の上司との軋轢、住宅の水回りなど。これもとりあえず蓋を閉めておいても良いでしょう。三つ目のスーツケースは、自分自身で解決可能なストレス要因です。これは蓋を閉めずに一つ一つ取組んでいきます。入れるべきストレス要因が多すぎれば、四つ目のリュックサックに今月中に対処可能なものを入れても良いでしょう。このように、複数のストレス要因への気づきと分類の作業から対処可能なストレス要因を抽出し優先順位をつけていくことで見通しがついてきます。支援者とともにこの作業を行うと、より客観的に対策を練ることができます。

## 相談もセルフケア力の一つ

ここまでは、海外生活でのセルフケア力を身につけることを強調しました。それでも自分だけでは解決できないことがあって当然です。自律的に自分をケアすることは、決して孤高の行為ではありません。時機を失わず相談したり、差し伸べられた手をうまく受け止めることもセルフケア力の一つです。セルフケアだけで乗り切れなかった場合には、早めの相談をこころがけてください。相談相手は日本にいたときに比べて少なくなるのが常です。赴任前に、気の許せる近親者、友人、同僚、先輩、上司、恩師などに「困ったらよろしく」と声がけしておくことを勧めます（123頁参照）。

相談には、聴いてもらうことで安心感が得られ、言葉にすることで問題と距離を置くことができ、他者と問題を共有することで孤独感が和らぎ、新たな情報や視点を得るなどの効用があります。海外邦人からの相談内容を目的別に大別すると、①自分や誰かの医療を行うための適切な情報がほしい、②困っている症状について話を聴いてほしい、③できれば解決のための方法を教えてほしい、④よく分からない、の4つです。④への対応では、相談者が混乱していることが多いので多少時間がかかります。相談に至った経緯にじっくり耳を傾け、何が起きて、何に困っていて、どう感じて、どうしたいのか、といったことを一緒に整理することになります。それだけでも多くの人は安心して①②③に移行します。

病院を受診すべきか、いつ受診すべきか、どこの病院が良いか、現地治療と帰国治療どちらが良いか、という質問もよく受けます。これらについても、赴任先、支援者、滞在期間などによって回答が異なってきます。そして、相談対応者が現地情報に精通していない場合には、相談者側からの情報提供が回答の助けとなります。症状が重く、精神科病院への受診が想定される場合に必要とされる情報は以下の通りです。

現地治療を選ぶとすれば、赴任先で頼りになる医療機関はあるか、精神科専門治療が可能なのか、日本語が話せる医師がいるのか、入院治療が可能なのか、赴任先での治療費はどの程度か、海外駐在員保険や海外旅行保険はどこまでカバーしてくれるのか、単身赴任か帯同家族有りか、赴任先の職場の規模はどの程度か、赴任先および日本での支援者は誰なのか、残りの赴任期間はどのくらいか、などです。

帰国治療となれば、重症者を飛行機に乗せてくれるか、現地医療機関の医師や看護師の同乗や家族の付き添いが求められるか、一時帰国先はどこか、そこに受診可能な医療機関があるか、一時帰国時の住まいはあるか、一時帰国時の支援者は誰か、一時帰国の期間はどのくらいを想定すれば良いのか、家族全員で一時帰国した場合の赴任地の住居家賃はどうするのか、その期間の帯同子女の学校はどうするのか、などです。相談対応者は、これらに加えて本人の病歴、現在の重症度、緊急性によって回答することになります。なお重症の場合には、いったん現地の病院に入院し、搭乗可能となった時点で帰国治療に移行します。その詳細は

135頁「入院治療の段取り」に述べます。

筆者らが行ったアンケート調査の「相談に関する心配」についての回答は、費用と秘密保持でした。[5] 日本国内の相談窓口につながっても、相談先が海外在住者の生活事情を理解していないことで共感を得られないことがありますが、一般的な情報を得たり、困っていることを一緒に整理してもらうことで問題解決の一歩にはなります。

国内相談窓口は、厚生労働省ホームページ「こころの耳」[6] にリストがあります。海外居住経験者や現地事情を知る相談窓口なら、傾聴の精度が増し、お互いに伝えきれないものも少ないという利点があります。赴任地の外務省在外公館や日本人会のホームページに相談先が記載されていることがあります。また、海外からの帰国者、海外の日系医療機関、海外邦人支援を目的としたボランティア団体などによる相談窓口も少しずつ増えてきており、海外邦人にオンラインの医療相談を提供する国内事業者も出てきました。費用は窓口によってさまざまです。秘密保持については、相談対応者が医療・心理専門家であれば職業的に守秘義務を負っています。

いずれの相談窓口も万能ではありません。自律的な解決姿勢が相談の基本となります。相談には限界があることを踏まえたうえで利用してみてください。

## 緊急の医療介入を検討すべき症候と精神状態

第1章28頁表1で述べた「いつもと違う変化」は、精神不調の兆しである初期症状です。多くの人はセルフケア能力や周囲の助けで回復しますが、適切な介入が遅れて症状が重くなり「待ったなし」の状況になることもあります。「待ったなし」とは、行動の予測がつかない、明日まで待てない状況にある場合で、精神科救急事例と呼びます（81頁参照）。相談者の大半は本人ではなく、家族、同僚など近くにいる支援者です。このような病態になれば精神科医による危機介入を検討すべきです。赴任地の精神科医（＋通訳、支援者）、帰属組織を介した日本の産業医や精神科医は、直接診察所見や間接的な情報収集から以下の手順で治療方針を決めていきます。

「待ったなし」の状況で、精神科医が第一に確かめようとする症状は、「病識」の有無と「自傷他害」の恐れの程度です。いつもと違う言動の理由が、妄想など病的な思い込みによる場合は、助言や説得での解決が難しくなります。本人が助けを求めてくれれば介入や専門的治療に結びつくのですが、治療が必要であることが理解できない、すなわち「病識」がない状態は実に厄介です。援助の手を受け付けないばかりか拒絶や攻撃に転ずることもあります。自傷は、浅いリストカットから致死性の高いものまで幅がありますが、自死の恐れがある場合には緊急対応が必要となります。他害もメールによる誹謗中傷といった迷惑行為から暴力行為まで幅があります。他者の生命に関わるような著しい逸脱行為を認める場合も、それを急ぎ抑える手立てが必要です。

こういった事例はごく少数ながらどこの国でも起こりうるため、法律に基づく非同意入院の制度が定められています。重症の精神症状を呈し、資格を持つ精神科医が必要と認めた場合には、人権を最大限配慮した上で、本人の了解にかかわらず、入院治療が施されます。この制度を適用する基準となる症状が、上述の「病識」の有無と「自傷他害」の恐れです。日本の精神保健福祉法では措置入院に相当します[7]。とはいえ、国によって入院制度の適用に若干の違いがあることを事前に知っておく必要があります。いったん非同意入院となると、なかなか退院許可がおりない国もあります。

非同意入院の要件を満たさずとも、精神科医が緊急介入の要否を検討する際のキーワードを3つ紹介します。第一が「了解可能性」です。これは同じ立場に立ったときの「自分だってそうするよなあ」という納得度です（第2章81頁）。いつもと異なる言動への共感と納得感が低いほど介入について検討を要することになります。第二が「状況依存性」です。特定の状況や相手によって発生する反応か、それらに関係なく認める症状かによって、その深刻度や病理性への見立てが変わってきます。前者であれば安心できる環境や介入者を手配することで解決策を見つけやすくなります。後者であれば、より重症の精神症状が隠れている恐れがあります。第三が「既往歴」の有無です。これまでの治療歴があれば本人にも問題解決の経験知があり、治療者や支援者との連携作りもしやすくなります。

この段階で、危機介入のための協力者が不可欠となり、「何という病気ですか？」「診断名は何ですか？」という声が上がってきます。しかし、ここで必要なのは診断名ではなく精神状態像です。診断名が、発症から受診、その後の展望に至るまでの縦断的な見立てである一方、状態像はその日その時の横断的な見立てであり、担当医師による不一致も少なく、現地での適切な判断と対応のための大きな助けとなるからです。実際のところ、海外での発症例は症状が複雑なため、経験豊かな精神科医の間でも診断名の不一致はよく起こります。以下にこれまで緊急介入の対象となってきた典型的な精神状態を4つ示します。

### (1)重度の幻覚妄想状態

幻覚とは「対象なき知覚」です。臨床的に観察される幻覚のほとんどは幻聴（そこにいない人の声が聴こえてくる）です。幻視、幻味、幻臭もあります。妄想の定義は「訂正困難な誤った確信」です。多くは「誰かに追われている」「監視されている」などの被害関係妄想であり、その他にも「自分は全能の神である」などの誇大妄想、「自分は貴族の血を引く救世主である」といった血統妄想、「食事に毒が入っている」という被毒妄想などがあります。妄想はしばしば幻覚とともに認められます。これらの異常体験に基づく逸脱行為、迷惑行為が発覚した場合、滞在国の警察に保護されたり、精神科に強制入院（非同意入院）となることがあります。外務省在外公館が重症の精神障害のために保護した邦人事例に関する調査では、半数が日本で治療歴があり海外渡航後の服薬中断により再発、悪化した事例でした。病識がない場合がほとんどであり、自ら病院に受診せず周囲が対応に苦慮しました。多くの場合は、服薬により2週間程度で症状が落ち着きます。留学生や駐在員が海外で初めて発症することもあります。

**(2) 重度の躁状態**

気分が高揚し誇大的となり、多弁多動、大言壮語、易怒性、浪費傾向、過干渉などが起きます。たとえば、公共の場で「大使を呼んで来い」と尊大に怒鳴ったり、非現実的な儲け話に飛びついて散財したり、好意をもつ同僚に唐突に高価な贈り物を送ったり、といったことが起こります。もともと海外赴任者には外向的で押し出しがよく活力の高い人も多いのですが、見立てのポイントは「いつもとの違い」と「過度の楽観性」です。周囲の人から情報収集をし、本来のその人と異なる逸脱行動に陥っているかを判断します。本人は困っているどころか気分は爽快で「これが本来の元気な自分」と思っていることが多いので、「病院に行こう」と言っても「病人扱いするとは何ごとか」と逆上されることがあります。幻覚妄想状態と同じく病識がないことが多く、治療的介入が困難となります。放置するとさまざまな問題行動を繰り返し、その人の社会的なダメージが大きくなる恐れが高いので、先延ばしにできません。

### (3)重度の抑うつ不安状態

心的エネルギーが低下した結果、憂うつな気分、意欲低下、興味の喪失、自責、食欲低下、睡眠障害などが起こります。ほとんどの事例で抑うつと不安をともに認めます。不安とはこれといった対象がなくても著しく心配が募る状態です。疲労感、体調不良を訴えることも多く、身体の病気を疑って複数の医療機関巡りをすることもあります。「とらわれ」や「こだわり」が強いと苦悩感が大きくなりやすく、程度が重くなると、逃げたい、辞めたい、死にたいといった後ろ向きの発想にとらわれてしまいます。

重度の抑うつ不安状態では、自傷行為や希死念慮といった症状も認められます。自死の危険度は希死念慮の切迫度によって判断されます。「どこかに行ってしまいたい」→「死んだほうがましだ」→「(特定の手段を用いて) 死んでしまいたい」という風に高まり、死への思いが去来する頻度によっても危険度が左右されます。焦燥感が強いと自死の切迫度が高まるので、入院など保護的環境での見守りや一時帰国を検討することになります。

### (4)重度の自己破壊的行動

前項で述べた自死は、最も回避しなければならない自己破壊的行動です。自死それ自体は病気ではありません。自死は、自己破壊行動の果てに起こります。死を望んで果たせぬこともあるし、結果としての自死もあります。酩酊が自己破壊行動を助長することはよく知られています。自死に関わる症候には、希死念慮、自傷、自殺企図（未遂含む）、自死（既遂）があります。その狭間にはさまざまな状況因があり百人百様の事情があります。前記の精神状態(1)(2)(3)と関連する場合とそうでない場合とがあります。

筆者の救命救急センターでの臨床経験では、自死に至る心理過程として「絶望感＝喪失体験×孤独」という式が成り立ちます。足し算ではなく掛け算です。大病、被災、破産、失恋、肉親の死などさまざまな喪失体験がありますが、複数の喪失体験を同時に抱えその辛さをともに受け止めてくれる人がいない孤独を感じたとき、絶望感が高まります。そこで自死という言葉が頭をかすめると、それ以外の選択肢が頭に浮かばなくなります。うつ病対策が自死予防に直結しているといわれていますが、なかでも絶望感のチェックが重要です。被害妄想に苛まれ、衝動性が高まったときに自傷行為に至ることもあります。

自死への対応にはプリベンション（予防）、インターベンション（危機介入）、ポストベンション（事後対応）があります。

予防については早期相談、早期受診が第一です。本人のみならず家族、同僚、上司などへの啓発教育も相談促進につながります。また、希死念慮をもった場合は近くにあるものを自死の手段に選ぶという特徴があります。刃物、縄、薬物、高層階といった手段から遠ざける配慮も必要です。

危機介入には支援者が必要です。邦人にとって精神医療過疎地である海外でこそ、支援者の存在が重要となります。赴任前と赴任中を通しての支援者の確認と、いざという時の支援者連携は海外邦人メンタルヘルス対策の重要課題です。

自死は遺された多くの人々に長期にわたり無念の想いを残します。自死に関連した人々への心理的支援をポストベンションと呼びます。日本では、集団形式で喪失体験後の心理反応についてメンタルヘルス専門家が講話や交流の場を作ります。海外で邦人専門家が対面のポストベンションを担当するのは難しいですが、オンラインによるポストベンションも可能と考えています。

## 入院治療の段取り

精神状態像を踏まえて、滞在地や支援資源（医療機関および支援者）の詳細な把握ができれば、現地精神科病院への入院や帰国治療を含む介入支援が必要かどうかの見極めが可能になってきます（129頁参照）。

入院治療を検討した方が良いのは、切迫した希死念慮、他害の恐れ、甚だしい周囲への迷惑行為がある場合です。さらに病識がなければ、非同意入院の適応となる可能性が高くなります。症状が改善し、病識をもてるようになれば、同意入院への切り替えや退院が期待できます。そして、帰国治療を検討するのは、現地に適切な精神科医療機関がない場合と、現地での治療見込みが3ヵ月以上の場合です。後者の3ヵ月というのは医療的な理由もさることながら、休職者への住居手当支給期間や後任者人事などの事情が関係してくるからです。入院期間は駐在員保険の内容にもよります。海外での桁違いの高額医療負担に耐えられず入院期間を最小限にせざるを得ない場合もあります。

とは言っても症状が重いと帰国便に乗せてくれません。機内で興奮状態を呈しかねない病状では、航空会社から搭乗を拒否されるからです。各国の航空法上、機内という密室環境の保安のため、不穏な乗客の搭乗に関しては機長がその決定権をもっています。

いよいよ困ったときには海外医療アシスタンス会社の助けを借りることもできます。海外資本系、日系双方があり、サービス内容は多少異なりますが、医療情報の提供、現地での受療支援、帰国付添人のアレンジなどに加えて、極めて高額ながら緊急移送サービスも提供しています。企業単位での契約が多いですが、個人の海外旅行傷害保険を介した緊急移送サービスもあります。ただし、保険適応とならない場合がある、ということを知っておいてください（第5章199頁）。

以上の状況から、海外で精神不調をきたした場合の入院治療への段取りがいかに大変か想像できると思います。赴任地にある医療資源や使えるものを総動員し、やれるだけの手を尽くすことになります。現地の医療資源には国や都市によって大きな差があります。現地に精神科医療機関がなければ、他科の病棟でとりあえず鎮静治療をし、飛行機に乗せられる程度に落ち着いたら付添人と帰国するのが基本です。付添人については、現地医療機関の医師や看護師が同乗してくれる場合、日本から現地に赴いた家族が患者を連れてトンボ帰りする場合など赴任国や入院先病院によりさまざまです。

邦人精神科救急事例入院のための国内外の連携体制作りは、２０１９年に制度化することができました。それでも医療行為は現地の医療関連法に則らなくてはならず、国境をまたぐ医療行為が基本的に難しい点は変わりません。これまで現地で非同意入院となった重症例の一部については、邦人援護の名のもとに外務省領事局が対応してきた経緯があります。そして領事局との連携協力を進める上でキーパーソンとなるのが、海外邦人の精神医療に精通した専門家です。外務省本省には複数の精神科医が常勤し、在外公館の邦人援護担当領事や精神科専門医務官と連絡調整をしながら、国内外の病院間連携を支援しています。国内の国際空港の周辺には、精神不調により帰国した邦人を受け入れてきた医療機関も少数ながらあります。いったんそれらの病院に入院して落ち着いてから、国内居住地での治療に移行することもあります。

## 第3章　引用・参考文献

1　帚木蓬生『ネガティブ・ケイパビリティ―答えの出ない事態に耐える力』朝日新聞出版、２０１７。
2　日本在外企業協会
https://joea.or.jp/
3　子供・若者白書「日本の若者意識の現状―国際比較からみえてくるもの」内閣府、令和元年版。
4　日本産婦人科医会ホームページ
https://www.jaog.or.jp/qa/confinement/jyosei200311/
5　鈴木満研究主任「日本企業東南アジア駐在員のメンタルヘルス事情―フィリピン、シンガポール、インドネシアでの調査より」海外邦人医療基金調査報告書、２０１２。
6　厚生労働省「こころの耳」
https://kokoro.mhlw.go.jp/agency/
7　精神保健福祉研究会監修『精神保健福祉法詳解四訂』中央法規出版、２０１６。

# 第4章

# 大規模緊急事態と海外邦人メンタルヘルス

## 海外邦人は災害弱者

第1章で述べたように、海外邦人のメンタルヘルスに大きな影響を及ぼすのは環境因です。環境因は文化風土にとどまらず、赴任先の政治、経済、治安、教育、医療保健制度を含みます。加えて非常時における生活勤務環境の変化は、海外邦人および邦人コミュニティに大きな心理社会的影響を及ぼします。海外生活だけでも十分に大きな環境変化です。これに非常事態が重なることで発生する新たなストレス要因に心身は反応します。自身の限界を超えればさまざまな不調をきたします。

海外邦人が遭遇する環境変化の最たるものは大規模緊急事態です。これには、テロ、暴動、戦争、自然災害、原子力災害などがあります。感染症のパンデミックもその一つです。本書執筆時（2023年7月）においては、新型コロナパンデミック後にロシアのウクライナ侵攻、トルコの大地震、スーダンの邦人退避などが続き、海外邦人の危機管理は複合的な様相を呈しています。日々のニュースで放映される戦争の痛ましい有様は、明日の世界を憂う気持ちとなるだけでなく、赴任地によっては緊急退避も想定した生活となります。紛争地から離れていても生活用品不足、物価上昇、円安といった関連ストレス要因がボディブローのように効いてきます。

大規模緊急事態が起きた際、子ども、高齢者、障害者、外国人は、災害弱者となります。

災害弱者とは、一言でいうなら逃げ遅れやすい人々です。海外邦人は滞在先からみれば外国人であり、その大半は災害弱者ということができます。

災害弱者の2つの特性は「情報遮断」と「主体的移動の制限」です。災害時に流れる現地情報のすべてを理解し、最善の行動を選ぶことは熟練の駐在員にとってもたやすくありません。災害弱者は情報弱者でもあります。

また、身を守るための行動や避難が必要な状況でも、外国人の移動には多くの制限がともないます。東日本大震災の津波被害でパスポートを流された在日外国人は、出国したくてもできない状況に置かれました。そして、災害弱者はメンタルヘルス支援の優先的な対象者です。海外邦人のメンタルヘルス対策は、緊急事態下で困り果てて途方に暮れる災害弱者対策でもあるのです。

自らの存在を圧倒するような危機に対峙したとき、「正しい者は報われる」「努力は誰かが見ていてくれる」といった、それまで生きる指針となっていた公正な世界観が無力化されて、悲嘆、抑うつ、不安、恐怖、自責、絶望などの心理的反応が起きやすくなります。これらが一時的な反応にとどまらず常態化した状態が精神不調です。人為的惨禍の場合は、これらに憤怒、憎悪、攻撃性などが加わってきます。これらの反応が増幅しやすいのも災害弱者の特徴です。信じていた価値観や倫理観を揺るがす事態では精神不調に陥るリスクが高まります。

大規模緊急事態に際しては、平時における海外生活ストレス要因に緊急事態特有のストレス要因が新たに上乗せされます。２００１年に起きたニューヨーク同時多発テロ事件では、世界貿易センタービルにハイジャックされた飛行機が激突する光景が拡散され、その後もテロへの潜在的恐怖が長く世界を覆う暗雲となりました。２０１１年の東日本大震災では放射能汚染が地球規模で起こりうることが分かり、その後のエネルギー政策の舵切りが加速化しました。干ばつや豪雨などの気候変動やそれと連動する食糧不足・物価高も、付加的なストレス要因といえましょう。ギリギリの状態で踏みとどまり何とか海外生活に適応していても、ストレス要因が上乗せされることでバタンと倒れてしまうことがあります。

戦闘状態に陥ったり、テロ・誘拐が頻発したりするような国・地域では、外務省が退避勧告を発出します。事態の切迫度によるものの着の身着のままでの脱出もありえます。この10年間を振り返っただけでもアルジェリア邦人人質事件（２０１３年）、ダッカ無差別銃撃事件（２０１６年）、武漢新型コロナウィルスパンデミック（２０２０年）、ウクライナ侵攻（２０２２年）、スーダン内乱（２０２３年）などで退避勧告が発出されました。退避勧告に至らぬとも、生命の危機につながる状況は強烈なストレス要因であり、時には心的外傷（トラウマ）となります。大規模緊急事態下の対応は、海外邦人のメンタルヘルス対策にとってますます重要となっています。

## 自助・共助・公助

災害弱者への支援体制の基本的考え方として「自助・共助・公助」があります。「自助」は自分の安全を自分で守ることであり、第3章で述べたセルフケアに通じます。大規模緊急事態下においてもこれが基本となります。

「共助」は、地域コミュニティなどが協力して近隣の人を助け合うことです。海外邦人コミュニティの規模が大きければ、日本人互助組織やボランティア団体などを通じて、日本語と日本文化を共有する「共助」がありますが、小規模コミュニティでは自ずと限界がありま す。また日本に帰属組織がある駐在員はそれなりの「共助」の安心感はあるでしょうが、直接的かつ迅速な支援を得られるのは一部の大企業に限られます。海外駐在員の健康保持と安全確保は企業の安全配慮義務の対象となります。とはいえ、7万を超える海外進出拠点すべてが個別でこれを履行するのは難しく、力を束ねるための工夫が必要です。

「公助」は、地方自治体や消防、警察、自衛隊などの公的機関が救助・援助をすることを意味します。現地では外国人である海外邦人への支援者や支援資源は、赴任国の状況によって大きく異なります。先進国多文化都市のように外国人支援や医療資源が充実している地域にいるのと、途上国で医療へのアクセスが大変難しい地域にいるのとでは事情が異なってきます。海外での日本政府からの「公助」としては、大使館や総領事館といった在外公館の邦人援護があります。在外公館では、日本語による情報提供や邦人が事件・事故に巻き込まれた時の援護活動を行っています。しかし担当人員は限られており、大規模緊急事態においてはさらなる後方支援の要否が検討されます。

つまり、海外では日本国内で提供されている手厚い「共助」「公助」体制は期待できません。だからこそ、「自助」すなわちセルフケアの強化が災害弱者対策となるのです。赴任先では外国人である海外邦人は、そもそも災害弱者であり、大規模緊急事態下では共助と公助の不足により災害弱者化が進むこと、発展途上国や小規模邦人コミュニティも災害弱者化要因であること、帯同の子ども、高齢者、障害者がさらなる災害弱者であることも忘れてはなりません。セルフケアの強化と併行して、送り出す側の企業、学校、家族にもいざという時の物心両面での備えが求められます。

## 大規模緊急事態下の「隠れた被災者」

現地在住の支援者は「隠れた被災者」と呼ばれます。東日本大震災の際には、被災地の行政機関、医療機関、警察、消防関係者などが身を削って支援活動を続けましたが、彼らもまた被災者であり、身内を亡くした方も少なくありませんでした。緊急事態下では、現地支援者に膨大な業務が降りかかります。海外で公的にこの役割を担うのは、日本国大使館、総領事館に勤務する在外公館職員になります。彼らの職務は現地情報収集と日本および現地関係機関との連絡調整による初動にはじまり、被害者支援、家族・遺族支援、支援者間連携、報道各社への対応、国外脱出オペレーションなど多岐にわたります。日本との時差がある場合にはただでさえ削らざるを得ない睡眠時間がさらに短くなります。甚大な業務負荷のなかで海外勤務の動機付けがゆらぎ、ワークライフバランスの葛藤が去来することもあります。心待ちにしていた一時帰国が支援業務のために中止になれば、その調整が加わり疲労困憊に追い打ちをかけます。

このように大規模緊急事態下では量的かつ質的な過重労働が必発です。現地語や現地状況に精通した職員への業務集中が続けば、前線の働き手から倒れていき、求められている支援に支障をきたすことがあります。そのため支援者への支援、すなわち「支援者支援」が必要となるのです。在外公館職員だけでなく、たとえば民間企業の総務担当、日本人学校教員などもその対象となります。

2016年バングラデシュ・ダッカのレストランで起こった無差別銃撃事件では、邦人7人を含む外国人人質18人が殺害されました。外務省では緊急展開チームを組織し、第一陣が事件直後に現地入りしました。筆者は第二陣として事件の7日後に現地に赴き、在留邦人へのメンタルヘルス支援を担当しました。小規模邦人コミュニティで緊急事態が発生したときにこころの拠り所となるのは在外公館であり、在外公館職員は自らが被災者や被害者でありながらも在留邦人支援に注力しなければなりません。事件後7日が経過し在外公館職員の心身の消耗がピークに達していました。一方、現地在留邦人との面談では、突然の喪失への悲嘆、理不尽さ、加害者への強い怒りなどに加えて、外出禁止をはじめとする厳しい生活制限、それがいつまで続くか分からないという見通し不安による疲労感が語られました。情報は錯綜し、移動の自由もなく、まさに災害弱者の置かれた状況を目の当たりにしました。

## 支援者支援の基本3点セット

支援者側の過重労働は支援者を送り込む日本側でも起きます。海外邦人を巻き込んだ大規模緊急事態が発生すると、外務省本省にはオペレーションルームが立ち上がり、邦人援護や当該国情勢に精通した省員が招集されます。在外公館と同様、ここでも24時間体制の情報収集と各種連絡調整業務が事態収束まで続きます。

海外テロ事件対応オペレーションルームでの激務を続ける本省担当者に、勤務環境改善について聞き取りをしたことがあります。異口同音の回答は、仮眠場所、家族とのふれあいの時間や食事の確保、そして熱いシャワーを浴びること、でした。そして大規模緊急事態下の現地在外公館担当者からも同じ答えが返ってきました。

筆者が提唱している支援者支援の基本3点セットは、①横になれる仮眠スペースの確保、

②おにぎりやカップ麺といった空腹を満たすための食事とは異なる、温かい食事、③身体を清潔にしてリフレッシュできる温水シャワーです。これらは平時からの発想がないと間に合いません。自衛隊の被災地支援ではこれら睡眠、食事、清潔への配慮がありますが、文官の世界ではそこまでの備えがありません。三食全てとはいかぬものの手作り感のある食事と会話は過緊張を緩めてリセットする大事な時間です。

また、忘れてならないのはねぎらいの言葉です。職務とはいえ、必然的に蓄積される理不尽さへの怒りや徒労感が吹き出すことは自然な感情です。これらを受け止めることが上司や医療スタッフの役目です。加えて大事なのは、交代要員や補助要員の配置とその見通しを伝えることです。被災者も現地支援者も「この状況がいつまで続くのか、いつ改善されるのか」といった見通しさえあれば、それまでの力配分ができ、燃え尽きを予防することができます。

## 大規模緊急事態における心的外傷

大規模緊急事態で忘れてはならないのが心的外傷（トラウマ）です。心的外傷とは、死の危険に直面するほどの圧倒的な精神的ショックを受け、その対処に困難を感じるものです。心的外傷による症状には、主として急性ストレス反応（ＡＳＤ）と心的外傷後ストレス障害

（PTSD）があります。

前者が数時間か数日以内で治まる一過性の反応であるのに対して、後者は心的外傷を受けた後、数週間から数ヵ月にわたる潜伏期間をもって発症し、出来事が収束に向かっても症状が長引く障害です。たとえば家族が急逝し、お通夜では取り乱す遺族が、葬式では気丈に振る舞う姿。これがASDの急性症状と経過を表すものです。PTSDでは、心的外傷を受けた後、その体験の記憶が自分の意志とは関係なく思い出されたり、辛さのあまり現実感がなくなったりします。主要症状としてはフラッシュバックと回避行動が知られています。

フラッシュバックは心的外傷の場面が鮮烈に蘇る体験で、恐怖や強い緊張をともないます。回避行動とは、交通事故であれば乗り物、爆発事故であれば爆発音など心的外傷を負った原因や状況を避ける行動です。しかし、実際の精神症状は実に多様で診断が難しい場合があります。

日本で一生のあいだに心的外傷体験をする率は約60％で、PTSD生涯有病率は1.3％と報告されており[1]、心的外傷を受けたすべての人に発症するわけではありません。多くは3ヵ月以内に回復します。PTSDの症状を質問紙（出来事インパクト尺度）[2]によりスクリーニングし経過をみることは対面でもオンラインでも可能で、邦人一般医師や心理士が対応できます。しかし、重症の場合には専門的訓練を受けた邦人精神科医師による治療が必要となり、薬物療法を行う場合も多いので帰国治療が推奨されます。

## 大規模緊急事態としてのパンデミック

新型コロナウィルスのパンデミックは、国境をまたぐ致死的な広域感染流行であり、原因が目に見えぬという点で原発事故と多くの共通点をもつ大規模緊急事態です。パンデミックは、人類にとって結核やペストと同じく「いつか来た道」であるとともに、これからも向き合わざるを得ない感染症との総力戦の場です。

感染症が広域流行して身体症状を呈し、一部が死に至る状況をパンデミック一次症状（身体的）とすると、行動制限にともなう孤独、不安、不満、怒り、喪失感、無力感などを二次症状（心理社会的）ということができます。さらに行動制限が長期化すれば経済停滞という三次症状が発生し、先行きがみえなくなればなるほど二次症状と三次症状が相乗的に悪化してきます。

パンデミック下では、目に見えない病原体への恐怖の心理的すり替えとして「過度の悲観」と「過度の楽観」が起こりやすくなります。前者は不潔恐怖や回避的行動を助長し、後者は反社会的で刹那的な行動化を引き起こします。たとえば隔離中の頻回の手洗いや人通りのない田んぼ道でのマスク着用は、実質的な感染対策とは異なる、行き過ぎた反応です。一方、「これくらい大丈夫だろう」という楽観的な思い込みによる隠れ飲み会や感染対策を怠った催しなどはクラスター発生の場となります。

「恐怖」には特定の対象があります。高い所で足がすくめば「高所恐怖症」、尖った物を見るのが苦手なら「先鋭恐怖症」など対象は怖い物の数だけあります。これに対して「不安」には肉眼で見える明確な対象がありません。見えない対象への感染恐怖はより高まり、不安も強くなります。そして大規模の感染流行や放射線汚染の際には、不安も伝染病のように社会全体に拡がります。

パンデミックは、個人および社会レベルで不安をかき立てます。不安で眠れない時の心情は過去への後悔だったり未来への憂いだったり、とらえどころがありません。不安は漠然とした不愉快な感情で、先取り、共有、反芻することで肥大化しやすくなります。肥大化した不安は、感染源である目に見えぬウィルスそのものよりも、感染経路、感染者、医療従事者など、感染症を連想させる目に見える恐怖に形を変えがちです。極端なケースですが、エイズが流行した時には感染経路となるヒトとの接触を恐れる余り、誰かが座った椅子にも怖くて座れないという相談がありました。これが高じると、怒りや排除という感情が生まれ、さらには個人攻撃や差別が発生します。東日本大震災の際には放射線汚染を案じるあまり、社会不安にともなう過剰な反応として、福島県産の農産物や海産物に対する風評被害や福島県出身者への差別などが観察されました。今回のパンデミックでも医療従事者への偏見や差別的発言が問題となり、法務省が「ＳＴＯＰコロナ差別」という対策を講じています。

感染拡大抑止のための社会的活動の制限は、移動と「密」を好み、孤独から逃れようとするヒトの本能に抗うものです。哺乳動物として生まれてきたヒトは、家族の保護下で育ち、友人を作り、恋をして、群れに入ります。行動制限が長引けば孤立・孤独が発生します。そして、孤立・孤独は不安の増悪因子です。隔離や移動制限が課されるパンデミック下で、災害弱者はさらに災害弱者化するのです。

このように、感染症の生物学的リスクと行動制限にともなう心理社会的リスクの混在は、パンデミック特有の現象です。また、流行の様相は、生物学的、地政学的、文化人類学的な時代背景を反映し、解決に向けての医学モデル・経済政策モデル間の葛藤が深まります。

## 新型コロナパンデミックの特徴と海外邦人コミュニティへの影響

突起のあるウィルスの電子顕微鏡写真が数え切れぬほど放映されても、ウィルスが肉眼で見えないことに変わりはありません。前記の社会現象は、2020年初頭から3年間続いた新型コロナパンデミックでも観察されましたが、今回のパンデミックにはこれまでとは異なる特徴がいくつかあります。

第一に、かつてのどの時代よりも感染宿主が軽々と国境をまたぐ「グローバリゼーションの大衆化」があります。わずか数日で世界中に感染が広まる時代となりました。物流と人流を前提とした経済活動がゆえに渡航禁止、ロックダウン、サプライチェーン混乱などによる経済損失も膨大なものになります。またそれにより邦人駐在員・外交官を含むいわゆるグローバル人材のライフスタイルは激変し、移動と対面業務を前提とするグローバリゼーションモデルの見直しが進んでいます。すでに多くの国際会議がオンラインで代替されており、海外出張や海外赴任の一部についてはそれらの要否が問われています。

第二に、国境をまたぐ情報媒体である「インターネットの大衆化」が、リスクコミュニケーションに明暗双方の影響を与えています。世界各国で実施されたPCR検査の結果を、インターネットによってほぼリアルタイムで世界が共有できるようになったのはこれまでのパンデミック史と比べて革命的です。しかし実際には、国によって検査対象や方法が異なり、厳密な科学的比較が難しいことは日々の報道からはみえにくくなっています。たとえば、中国のゼロコロナ政策では全員検査が施行されていました。また、筆者が滞在していたタイの新聞報道では、刑務所内での全員検査と一般社会での有症状者を対象とする検査を区別しており、日本の感染者数（実際にはPCR新規陽性確認者数）報道との違いに違和感を覚えていました。それでも海外での行動・移動制限下では、日本語を媒体とするメディア情報に依存しやすく、扇情的な感染関連情報に翻弄される事例が散見されました。

第三に、波状的感染の長期遷延により、健康被害と生活制限の様相に大きな地域差が生まれています。一口に海外赴任といっても、赴任先によって勤務・生活環境は多様です。加えて今回のパンデミックには未だ疫学的説明が難しい地域差も観察されています。地域差をもたらす要因には、滞在先の政策、文化風土、変異株の流行、ワクチン接種率などがあり、それらの日本との違いが、海外邦人にとっては付加的ストレス要因となります。

第四に、グローバリゼーションの恩恵である「自発的移動とふれあいの機会」が著しく制限されたことで、副産物としてテレワークやオンライン会議・授業などの新しい生活様式が一挙に普及しました。長期的な対面コミュニケーション中断の影響が今後検証されていくでしょう。

第五が、新技術による迅速なワクチン開発です。すでに広く複数回の接種が進み、効果が確認されているものの、ワクチンの選択、接種普及の方法、未接種者の処遇など、その国の医療保健体制によるばらつきは否めません。

世界各地からの感染情報をチェックしていると、パンデミックといいながら、感染拡大のパターンや被害の地域差が大きいことが分かります。正確な科学的分析は今後の研究を待たなければなりませんが、おそらくはウィルス株による感染力、宿主である国民の免疫力、感染防御行動の文化差、水際対策やワクチン接種体制などを含めた国ごとの政策、四者の可変的な要因で地域差を説明できるかもしれません。

海外邦人に目を向けると、上記の時代的特徴と地域差をもつパンデミックがもたらした生活環境激変に対して、軽やかに行動変容できる人たちがいる一方、急速な変化に取り残される人たちのなかに精神不調を認めることがありました。次項では世界各地に長期滞在する邦人メンタルヘルス専門家からの報告をまとめました。ここでも国による具体的な違いが分かります。

## 世界各地に長期滞在する邦人メンタルヘルス専門家の報告から

筆者はタイ赴任時の2021年2月に「アジア・大洋州・中東在留邦人メンタルヘルス対策のための産学官民協働オンライン情報交換会」(在タイ日本国大使館主催)を行い、本帰国後の同年11月にはシンポジウム「世界の健康を守る取り組みから何が見えるか」(日本産業精神保健学会・多文化間精神医学会共同開催)を企画し、海外在住の邦人メンタルヘルス専門家にパンデミック下の生活環境変化について報告を依頼しました。パリ、ニューヨーク、シンガポール、バンコク、アンマン、メルボルンと限られた都市からの報告ながら、両会合は滞在地によるパンデミックへの対応の多様性と、それらに連動する在留邦人コミュニティでのストレス要因を具体的に把握する機会となりました。[3]

とくに、パンデミックの感染拡大防止対策の大半が赴任国の危機管理モデルによって運用されており、危機管理体制にはその国の歴史文化が色濃く反映されていることが分かりました。罰則付きの厳しいロックダウン下において、マスク着用という新習慣への拒否的反応(パリ、ニューヨークほか)、アジア人差別(ニューヨーク)、ワクチン非接種者への行動制限(パリほか)、アルコール販売禁止(バンコク)、外国人居住者への平等なワクチン接種(アンマン)、ワクチン接種者への報酬(ニューヨーク)、礼拝への配慮(アンマン)、犬の散歩への配慮(パリ)など、さまざまな文化結同的現象が報告されました。ロックダウンなどの行動規制の形式や罰則は赴任先によりさまざまであり、今回の報告に限れば、国民の理解と協力を原則とするわが国の「罰則なき規制」は特異な方策にみえました。それだけに災害弱者の所以であり多くの国で課された「自発的移動の制限」、すなわち日本に帰りたくても帰れない状況は海外邦人にとってより強いストレス要因となっていたことが再確認できました。

邦人コミュニティでの反応に目を向けると、ロックダウンにともなう外出・移動・会食・渡航等の制限による多岐に渡る負の影響が報告されました。とくに結婚式、親族の看取り、進学、就労、出産、治療のための一時帰国中止や先送りは深刻なものです。海外邦人にとって一時帰国は特別なもので、冠婚葬祭のみならず職場への挨拶、旧交を温めるさまざまな会合、健康診断、歯科受診などを効率よく一時帰国期間に収めるには綿密な準備が必要となります。海外赴任には一時帰国時の予定がセットになっていることが多いので、このチャンスを逃す喪失感には大きなものがあります。また一時帰国それ自体にメンタルヘルスの治療的意味があることは第3章124頁ですでに述べた通りです。

外出制限による生活習慣病やアルコール・薬物・ゲーム依存の悪化、職場および家庭での人的葛藤、児童虐待の増加も各地から報告されました。感染邦人への批判的言動や同調圧力といった日本文化依存的な反応もありました。

単身赴任の駐在員および家族が帰国して単身となった駐在員の一部には、孤独にともなう不安、抑うつ、怒り、強迫などメンタルヘルスの問題が発生していました。帯同家族連れの駐在員にとっては、在宅勤務による家族内力動変化の明暗として、帯同配偶者の過重労働、子どもの異常行動、夫婦間葛藤が顕在化していました。その一方で、「在宅勤務のおかげで子どもと接する時間が増えた」「配偶者の家事育児負担の大変さが分かった」など、家族内結束の声も少なくありませんでした。

## 海外邦人コミュニティにおける「孤独・不安」対策

感染症対策には、安全・安心という言葉がセットで使われることが多いのですが、両者を混同せず、感染症自体がもたらしたものと、行動制限がもたらしたものに分けて考えてみることが問題解決の近道となります。パンデミック下の海外邦人コミュニティへのメンタルヘルス対策の主体は安心を目的としたものであり、孤独・不安への対策と言い換えても良いでしょう。

コミュニティにおける孤独・不安対策は、個別支援（ハイリスク者アプローチ）と地域支援（コミュニティアプローチ）に大別されます。

個別支援は災害弱者支援でもあり、その内容には情報提供、支援者調整、移動支援、支援専門家への紹介などがあります。これも在留邦人社会の規模に大きく依存します。たとえば世界第二規模の邦人コミュニティのあるバンコクでは、日本語の通じる総合病院が複数あり、邦人ボランティアによる電話相談や対面・オンライン相談を利用することも可能です。これらの情報はタイ国日本人会のホームページ上で知ることができます。また在タイ日本国大使館による情報提供も充実しています。[4] 同じくニューヨークでは、邦人メンタルヘルス専門家によるネットワーク（JAMSNET）があります。[5] JAMSNETは在ニューヨーク日本国総領事館との緊密な協力関係を築いており、同ホームページから医療、福祉、教育情報を入手することができます。[6] 残念ながら邦人人口の少ない赴任地内での日本語による個別相談には限界がありますが、外務省ホームページには2021年から「孤独・孤立及びそれに付随する問題でお悩みの方へ」[7] が掲載され、日本国内の相談先につなぐことが可能となっています。在留邦人向けのサービスとしては画期的なものといえましょう。

地域支援には、平時からの支援基盤底上げという予防的意義があります。メンタルヘルスに関する啓発教育、在外公館によるリスクコミュニケーションに加えて、人事担当者・教員・医療者・行政担当者といった対人援護職への支援者支援および過重労働対策、支援人材の育成・派遣などがこれに相当します。パンデミック下でのオンラインコミュニケーションの普及により、現地日本人会発や日本発など国境を越えたオンラインメンタルヘルス研修会も増えてきています。

## 「情報遮断」対策としてのリスクコミュニケーション

海外邦人が災害弱者であり、その理由が情報遮断と自発的移動の制限にあることはすでに述べた通りです。パンデミック対策の基本は適切なリスクコミュニケーションです。リスクコミュニケーションとは、「社会を取り巻くリスクに関する正確な情報を、行政、専門家、企業、市民などの関係主体間で共有し、相互に意思疎通を図ること」と定義されます。これには情報遮断対策のみならず情報過多対策も含まれます。本当に必要な情報は、量より質なのです。

行動制限下では、テレビ依存やインターネット依存になりやすく、膨大な情報に振り回されることがあります。科学的根拠のある情報を正しく選び、不安を煽るような情報には極力接触しないようにするべきです。海外邦人にとって赴任先の感染流行および生活制限情報、そして一時帰国を含む渡航関連情報はライフラインに匹敵します。しかし日本国内の感染対策と、現地のそれとの間に相違がある場合には迷いを抱きやすくなります。そのような時には、外務省在外公館のホームページが参考になります。日本人会など現地ボランティア団体からの発信情報も有用ですが、赴任都市の政治的規制や邦人コミュニティの歴史により一様には語れないところがあります。

〝正しく伝え、正しく恐れる〟リスクコミュニケーションには、情報の発信者と受信者それぞれの文化や価値観を感じ取る力、つまり情報バイアスへの気づきが必要です。

情報発信者側には以下の職域文化や特性があります。それぞれが自身の職業経験や専門的立場に基づいて意見を述べますが、情報発信の目的やその内容が微妙に異なっていることがあるので、その背景について知っておくことが役に立ちます。

①**基礎医学研究者**：主に実験室での感染症研究に従事している研究者で、微生物学研究、PCR検査、ワクチン製造、疫学などに精通している。たとえばウィルスの電子顕微写真の撮影や変異ウィルスの遺伝子解析ができるのは一部の基礎研究者に限られる。医師の場合も非医師の場合もある。データ解析主体の判断を得意とする。

②**病院勤務医師および臨床医学研究者**：医療機関での診療を主体とする医師。大半の医師が診療経験を通した研究活動も行っている。呼吸器医療が専門であれば院内感染や人工呼吸器の運用等に詳しく、治療経験も豊富。救急患者を受け付ける大規模病院勤務者であれば緊急事態における病棟管理の実際にも精通している。医療現場や臨床研究での経験主体の判断を得意とする。

③**それ以外の医師**：感染症に関する基礎医学、臨床医学の現場を知らずとも、自然科学者

としての一般的見解を述べることができる医師で、専門領域は多様。筆者もその一人。

**④行政担当者**：科学的根拠という観点を尊重しつつも、それだけでは決断困難な状況は少なくない。それを鑑み国民への説明責任を想定した行動選択の傾向があり、時には失敗を回避しようとする特性がある。これは個人特性というより職種特性と理解すべき。

**⑤マスメディア**：真摯な取材と報道を志している記者やコメンテーターがほとんどと思うが、時にシナリオありきの傾向と視聴率優先という面がみられる。

本来のリスクコミュニケーションとは、本当に必要な情報発信と情報受信があるべき姿ですが、情報発信者と受信者間のコミュニケーションギャップはいつの世にもあります。上記の情報発信者それぞれのバイアスを認識しておくことで無用の不安を減らすことができます。

情報受信者側のバイアスとしては、情報の恣意的選択があります。自分の求める情報のみを選んでしまう傾向です。怖いもの見たさで悲観的で扇情的な報道ばかり見たり、不安を避けるために楽観的な情報発信者を選んだりすることはよくあります。またネットニュースでは閲覧者の好みに合わせたサイトへの誘導があることや、怒り、不安、不満などが高まった結果、受信者が発信者となって不用意な情報発信をすることがあることも知っておいて良いでしょう。

## パンデミックによる「自発的移動の制限」の影響

災害弱者となるもう一つの所以である「自発的移動の制限」の直接的影響もさることながら、間接的な影響には計り知れないものがあります。つまり、自発的移動の制限がもたらす引きこもり・孤立・孤独は、メンタルヘルスの悪化因子となります。たとえば、DV被害者増、ネット依存、日本におけるマスク警察などの社会的圧迫、怒りや不満の矛先のすりかえによるアジア人差別もその一つです。社会的接触が制限されることで自分と向き合う時間が増えます。時に自分と向き合うことは大事ではありますが、それが望まない形で長時間にわたるとさまざまな不調が起きてきます。とくにこだわりやとらわれが強い場合は、それらが助長されます。たとえば飲酒、過食、ネットサーフィン、ゲームに費やす時間が増え、それらから得られる刹那的な満足感を繰り返し体験したくなります。いわゆる依存が形成されるわけです。

家族関係でいうなら、職場の同僚や学校の友人との交流によりバランスが取れていた社会生活が、外出制限により家族だけと向かい合う生活に変わり、心理的距離感が変わります。それまで目をつぶってやり過ごせていた家族への不満がちょっとしたことで噴出し、怒りをコントロールできず子どもや配偶者に手を上げるケースも出てきます。自分のモノサシへのこだわりが度を超すと、それを周囲に押しつけたくなる思いが高じて行動化します。これが外に向かえば、マスクをしない人や他県ナンバーの車への攻撃的言動にエスカレートします。

パンデミック下の出入国時のホテル隔離では、隔離中の心身不調のみならず、ホテルスタッフの疲弊など、隔離にともなうメンタルヘルスの課題も浮上しました。筆者は邦人を多く受け入れている海外のホテルで二度聞き取り調査を行いました。文化と言語を共有できない環境でのホテル邦人スタッフの献身的なサービスへの感謝の言葉とはうらはらに、狭い客室に長期に閉じ込められることへの不満や不平が邦人スタッフに向けられることも少なくなく、多くのスタッフは慢性的な疲労状態にありました。日本語が通じるからこそ口に出せる暴言もあり、海外での邦人同士の関係作りには難しいものがあります。

自発的移動の制限は、孤立と孤独とを引き起こします。これに隔離が加わります。精神医学的には、いずれも健康悪化因子です。単調で馴染みの薄い食事が1週間も続けば誰だって嫌な気持ちになります。窓が開かない部屋で閉塞感があった、夫婦別部屋となり寂しい思いをした、逆に動き盛りで聞き分けのない2歳児と同じ部屋で途方に暮れたなどの話を聞きました。

哺乳動物はへその緒とともに生まれてきます。そしてへその緒が切れても母子の絆は一生続きます。ヒトは社会的動物として育ち、それがゆえに群れから離れた時に孤独を経験します。長期の孤独は不安や絶望を招きます。孤独を癒やすためにヒトは居場所を求め、友を作り、恋をして巣を作ります。一方、ウィルスは孤独とは無縁です。ウィルスが生き残るために必要なのは自分を運んでくれる宿主（ホスト）です。ウィルスにとって孤独から逃れようと抗うヒトは格好のパートナーなのです。このようにパンデミックとの戦いの対象は、病原ウィルスだけではありません。私たちに内在する「孤独から逃れようとする本能」です。パンデミックによって私たちは人類の本質的な姿に向き合うことになりました。戦いの対象は、社会的動物であるわれわれ自身の行動パターンというのはいかにも皮肉です。人類はこれまでこの戦いを、物理的な隔離という方法で乗り切ってきました。しかしこれからは、隔離という「強制的な孤独」以外の方法で乗り切る知恵を集めることが必要かもしれません。孤独のもつ生物学的、社会的、哲学的な意味を考え、孤独と対峙する見識と覚悟をもつことも、パンデミック対策の一つといえるでしょう。

## 心理的応急処置（PFA）研修：平時からの備え

心理的応急処置（Psychological First Aid: ＰＦＡ）は、事件や事故など深刻な危機的出来事に遭遇した人々に対して、心理社会的支援を提供するためのガイドラインです。ここで紹介するのは、２０１１年にＷＨＯ（世界保健機関）が中心となって発行し、東日本大震災を機に日本国内で広く普及したＷＨＯ版ＰＦＡです[8]。ロールプレイを中心とする参加型研修では、緊急事態に遭遇した際の心理学的反応が「異常な事態における正常な反応」であること、その反応を示している被災者にどう接するか、そのなかで専門家につなぐべき状況などについて学びます。研修の多くはグループワークで、自然災害や大事故を想定したシナリオに合わせて被災者役、支援者役、観察者役を交代で担いながら、現場での対応力を身につけると同時に、人助けの基本となる人道的配慮や文化を尊重する姿勢を再確認します。精神保健の専門家のみならず幅広い職種の人が参加でき、2012年以来、日本国内では1万6千人以上が受講しています（2021年7月時点）。筆者らは、災害弱者となりやすい海外邦人の援助のために、海外におけるPFA研修会を開き、2013年以来の参加者数は400人を超えました（表5参照）。

このような研修会を通じて、参加者同士の横のつながりや所属組織・団体間の連携といった副次的効果が生まれることが、まさしく地域支援の一つとなっています。とくに4日間にわたって行われるファシリテーター育成研修会ではより深いつながりが生まれます。多様なシミュレーション体験のなかで、平時からの多職種協働や職種を超えた人道的アプローチの重要性が実感されます。それぞれの専門性や経験知を活かした支援展開をじっくり考え議論することで、有事を想定した実践的な支援体制作りに発展しやすくなります。

海外邦人コミュニティにおける専門家ネットワーク強化については、2014年バンコクと2018年シンガポールで開催されたファシリテーター育成研修会が良いモデルケースとなっています。結果的にPFA研修会は、有事を想定した平時からのコミュニティ支援とい

**表5 海外邦人対象の官民協働によるPFA研修会**

| | |
|---|---|
| **東南アジア在留邦人などを対象とした1日研修会** | 参加者数のべ418名 |
| 2013年1月<br>シンガポール | |
| 2013年8月<br>バンコク | |
| **東南アジア在留邦人などを対象としたファシリテーター育成研修会（4日間）** | |
| 2014年12月<br>バンコク | |
| 2018年6月<br>シンガポール | |
| **外務省職員（領事・医務官など）を対象とした1日研修会** | |
| 2013年11月ほか<br>東京「在外公館領事研修会」など計7回 | |
| 2016年2月<br>パリ「アフリカ地区医務官会議」 | |
| 2017年1月<br>パリ「海外緊急展開チーム要員（領事・医務官合同）研修会」 | |
| 2017年3月<br>東京「海外緊急展開チーム要員・要員候補者医務官研修会」 | |
| 2020年11月<br>メルボルン「在豪邦人メンタルヘルス対策研修会（オンライン）」 | |

う共通目的で一堂に会する「場」を提供することになりました。その効果は平時の医療連携にも影響を与えているようで、研修会を機に邦人医療関係者同士の公私にわたる交流が増えたと聞きます。シンガポールのチームは、自発的にドバイでＰＦＡ研修会を実施し、さらなるネットワーク作りに貢献しました。このネットワークは緊急事態における官民協働のリスクコミュニケーションの場としても機能することが期待

されます。

## 複合的ストレス要因下にあった中国在留邦人への調査から

過去にあった緊急事態の下で、そこにいた海外邦人はどのようにそれを乗り越えてきたのでしょうか。本項では２０１２年10〜12月に、海外邦人医療基金の委託で中国の北京、上海、蘇州、広州、青島の5都市で行った、駐在員と帯同家族を対象にしたアンケート調査と聞き取り調査結果を紹介します。[9]

10年前の調査でもあり、現在の中国の状況とは異なるところが多く、また5都市に駐在する３２６人の回答のみから、中国だけで10万人を超える中国在留邦人全体のメンタルヘルスの現況を結論づけるには無理があります。しかし、ここで異口同音に語られた緊急事態に際した時にもちうる心情と、彼らがそれに対処してきた方法には、中国だけでなく世界各国どこにいたとしても参考になるヒントが数多く含まれています。アンケートの生活・勤務ストレス要因に関する自由記載欄の回答を中心に見ていきましょう。

まず、当時の中国の状況がどんなものであったか振り返ってみます。尖閣諸島の領土問題に端を発した反日感情が中国各地で高まっていました。反日デモ隊が暴徒化し、日系企業の工場や日系自動車会社の販売店、日系スーパーなどは、大規模な破壊・略奪行為の被害を受けていました。その場に居合わせれば命の危険を感じるほどのストレス要因です。加えてPM2・5の大気汚染が深刻となっていました。そして、2009年の新型インフルエンザパンデミックの余波もあり、在留邦人が複数のストレス要因にさらされていました。有事ストレス要因が重なり三重苦ともいえる生活環境のなかで、そこにいた邦人たちが実際に感じていた苦悩とセルフケアの言葉を以下に挙げます。

## 中国在留邦人の声―仕事のストレス要因

まずは、政治的緊張による影響が、駐在員の日常業務にも及んでいました。「取引中止、訪問拒否、商談の延期などの姿勢を取られる」「輸出入、通関業務での検査が増えたり厳格化したりし、時間がかかる」「政府系入札からの締め出し、政府系プロジェクトへの参加の制限」「以前は協力的であった地方政府が、尖閣問題が大々的になって以降協力的でない」など、業務に支障をきたしていました。また、日本の製品の排除や非買、受注の減少により「日系自動車メーカーの中国での販売台数急落」「工場の生産が最悪期で通常期の1/10に激減」などが起こり、経営的な不安を抱えていました。

そこに、日中両国の経済状況の違いから発生する問題が上乗せされます。「中国人社員の人件費の高騰」「大きな為替変動が発生し、日本円での決済のため、財務上の影響がある」

「物価の急上昇に対して品質、サービスの向上が正比例しない」など、経営者を悩ませました。

また文化や制度の違いによるストレス要因はこんな時こそ浮き彫りとなります。「社会全般で行われている不正行為」「法律以上に強いのが政府担当官の判断。法律に従って処理しても違法とされ、手続きを通すのが難しい」「業務関連の法律、制度、労働法の変更が頻繁にあり、それが通知されない」など、日本では当たり前のことが現地では当たり前ではないということもストレス要因として回答されました。中国人社員との勤務規範の違いもその一つです。「賃金が最優先で、仕事そのものの優先度が低い」「約束の時間を守らない」「本音と建て前が違う」「ホウレンソウができない」「チームではなく個人で仕事をする」「良い転職のために入社し、3年勤めずに辞める」などは、中国人社員を束ねる立場の駐在員を悩ませました。

「日本の上司が海外未経験、営業経験なしなのに、自己流の考えを押し付ける」「本社からの指示が現場の状況に即していない」「日本で報道されるニュースが偏っているので、本社がやたらと心配する」など日本にある本社の無理解も、ストレス要因として挙げられていました。

## 中国在留邦人の声──生活のストレス要因

駐在員は現地で暮らす生活者でもあります。その生活を送る上でのストレス要因にはどんなものがあるでしょうか。

まず挙げられたのは食への不安でした。「油の質が悪く外食を数日続けると身体に湿疹ができる」「外資系のファーストフードの材料からも異常に高率な薬品が検出され、ワインなども偽物が当たり前なので何を買っていいか迷う」「地溝油、農薬、土壌の有機金属、海洋水質などによる食料への悪影響だけでなく、こうした汚染状況について自ら測定できない」など、食事をするときも安全への疑いがこころから消えない状況は毎日のストレス要因です。反日運動を受け「ごくわずかしかなかった日本式飲食店がつぶれ、スーパーにあった日本食コーナーがなくなった」ことは、さらなるストレス要因となったに違いありません。

加えて挙げられたのが、大気汚染です。「PM2・5による大気汚染があまりにもひどいので、将来後遺症が出ないか心配」「室内の空気もホルムアルデヒドで汚染されているというが、大気汚染で窓を開けることもままならない」など切実でした。食も空気もそこにいる限り逃れようがないものです。健康不安を元に帰国を選ぶ人も散見されました。

帯同家族に関することも多く語られました。「自分が出張などで不在中の家族の状況が心配」「反日運動以降、子どもが学校でいじめに遭い不登校になった」「日本人学校が周辺住民から敵対視される事例があった」は反日運動下での声です。そうでなくても「子どもの遊ぶ場所が少なく、自由に遊ばせてあげられない」「子どもの塾や習い事のできるところが少ない」など、子どもの成長に与える影響を不安視する声がありました。単身赴任を選んでも同様に語られるのは家族への思いです。「親の介護、子どもの不登校、冠婚葬祭など、日本に残した家族の問題を自分が手伝えないことが心苦しい」「日本にいる高齢の親に親孝行ができない」「日中関係悪化により家族を帯同できず、自分も日本に帰れる状況になく、関係が希薄になっている」「単身赴任が長期にわたり、子どもの思春期に一緒にいられない」は、中国以外の赴任地でもよく聞かれます。

## 中国在留邦人の声――仕事と生活に共通するストレス要因

海外赴任はそこでの生活まるごとが仕事といっても過言ではありません。それほど、生活と仕事が切っても切り離せない関係にあります。仕事と生活に共通するストレス要因も存在します。

まずは言語です。「中国語を話せないと、仕事だけでなく外出、買い物など一般生活に苦労する」「中国語で仕事ができないため、中国語の会話に入れない。気をつかって日本語を話してもらうのもつらい」は英語圏でない赴任国に共通する辛さです。それに加え、公共の場で日本語を使えない、という反日運動下ゆえのストレス要因が報告されました。「街中を歩くとき、日本人と知られないように気を遣う」「日本人であることの身分を隠して生活することに息苦しさを感じる」「何も悪いことをしていないのにコソコソしなくてはならない」「〝日本人お断り〟というレストランやホテル」「タクシーの乗車拒否が3回発生、一人でタクシーに乗るのが怖い」「公立の医療機関で日本人ということで差別を受ける」などです。そういった雰囲気のなかで、「常に緊張を強いられる」「何かあったとき、逃げる場所がないという不安」などはパンデミック下の米国におけるアジア系住民への反応を思い起こさせます。

また、「通信速度が遅い」「インターネットの接続が悪い」もよく聞かれました。「インターネットで閲覧できないサイトがあり、時代について行けない」「Google 検索などでも情報規制が進んでいて、業務上必要な文献などの検索にかなりの時間がかかる上、他国と同等の知見が得られない」は生活と仕事双方への影響が大きいものです。10年前に比べて世界の通信環境は大きく改善していますが、国によっては今も検索機能制限がかけられて適正な情報収集の妨げになっています。

これらの状況により「毎日非常に疲れ、仕事以外のところで精神的に大変」「精神的開放は遠く、疑心暗鬼のなかでの生活」「この国に住むこと自体に疲れが出てくる」「中国政府の言動に激怒することが頻繁で、平静な感情で日常生活を送ることが困難」という、まさに限界に達しているような声もあがりました。

## 中国在留邦人の声――ストレス要因への対処法

緊急事態にともないストレス要因が上乗せされた生活のなかで、在留邦人はどのように対処してきたのでしょうか。

まず聞かれたのは、赴任先の文化に対しては、「日本の常識で考えない」「お互いの文化が異なるのが当たり前だとの認識をもつ」「文化、価値観の相違などすべてにおいて、深く考えない」などものの見方を変えることでした。自分自身に対しても、「小さいことにはこだわらない」「物事の良い面を探す」「あまり頑張りすぎない」「基本的に〝なるようにしかならない〟と考える」「個人ではどうしようもない問題なので楽観的に考える」「試練に耐えた先には明るい未来があると信じる」などレジリエンスの高さがうかがえる言葉が並びました。レジリエンスとは、復元性、柔軟性を表す言葉です。筆者は靭性という訳語が気に入っています。ささやかな風にも揺れる柳の枝は、強い風が来ても折れることはなく元に戻ります。大きな変化をうまくかわす、逸らす力ともいえましょう。

仕事のやり方も然りです。現地社員に対しては「完璧主義から、結果OK主義へ自分のロジックを調整」「細かいことは気にしない、50点以下主義」「いきなり細部まで求めず、段階を踏みながら徐々にできるようにする」といった、自分のなかでの方針転換がされていました。自分自身に対しても、「仕事のスイッチのオンとオフをはっきりする」「残業しない」「仕事上の悩みを長く引きずらない」といった、日本での仕事の仕方からシフトする考え方が語られました。

プライベートでは、「家族と仲良く過ごす」「妻と話す」「赴任当初は一人で住んでいたが、妻がいてくれることで精神的な部分で助かっている」など、自宅で家族とゆっくり過ごすことで、こころが癒される様がうかがえました。家族以外にも、「日本人駐在員と仕事とは離れた関係でつきあう」「日本人の友達を多く作り、何かの際の相談相手を作るようにしている」「友人との飲食、カラオケ、ドライブ」「日本人経営の店で飲食と歓談」など、人と交流することでこころの回復を図っていました。

以上、調査結果の一部を紹介しました。海外駐在員の経験知に基づくタフさ、セルフケア能力の高さには敬服しました。なお、本項では紹介していませんが、10年以上中国に在留している赴任者の中国文化や人情へのコメントは、より親和的で現地に寄り添うものであったことを付け加えます。幾多の緊急事態に遭遇し、それらによる勤務生活環境の変化を受容できた熟達の駐在員の言葉に、適応の境地を感じました。

## 大規模緊急事態による喪失と再生のストーリー

これまで海外で発生したさまざまな大規模緊急事態は、これからも同様に発生するでしょう。そして大半の海外邦人はそれらを乗り越えていくでしょう。しかし惨禍にはさまざまな喪失がともなうことを忘れてはなりません。セルフケアという名目で、自分の心にしまいこむには大きすぎる喪失もあります。

筆者らは海外邦人支援を継続する傍ら、東日本大震災直後から被災地に入り、岩手県で壊滅的な津波被害を受けた人口約1万人の町の長期メンタルヘルス支援に携わってきました[10]。大規模緊急事態下の海外邦人への遠隔支援の経験が国内被災地支援活動に役立ち、逆に国内被災地に定期的に通うことで海外邦人支援のヒントを得ることが多々ありました。

大規模緊急事態後のコミュニティに求められる姿として「復旧、復興、再生」という表現があります。コミュニティが元の状態に戻ることを復旧、それを超えたさらなる発展が復興です。ここまでは住宅、道路、公共施設といったインフラストラクチャーに着目した用語です。これに対して、再生は被災者や遺族の気持ちに宿る、世代をまたぐ永続的な活力や希望を反映するものということができます。

再生力は個人やコミュニティに内在する無形の力です。筆者は、本書の基本テーマである環境適応の本態は脳の可塑性であると考えています。喪失体験後の再生という、人類が繰り返してきたストーリーこそが環境適応のプロセスであり、再生に困難をきたす場合が不適応や適応障害と呼ばれます。

人類の進化は、陸・海・空路の移動とともにあります。地続きの移動は動物や乗り物により効率化され、船の発明は大陸間移動を可能にしました。空の制覇は短時間長距離大量移動を実現しました。これらの移動とともに繰り返されてきたのが境界作りと戦争、そしてパンデミックです。では、これらの移動の原動力は何なのでしょう？　新奇性追求というヒトの行動特性には失敗がともないます。向こう見ずな挑戦や冒険から身を守り子孫を増やすには、調整機能が必要となります。脳の可塑性は、新奇性追求という衝動のもとに起きた移動、それにともなう環境変化を乗り切るために必須の機能です。

東日本大震災のメンタルヘルス支援活動のなかで、再生を導く心性としてレジリエンスという概念が広まりました。レジリエンスの向上はセルフケア能力の向上に通じます。自分のこころの変化を感じ取ること、地縁・血縁・職縁を大事にすること、身体的・社会的支援を受け入れること、科学的素養に基づく自律的な情報選択すること、明日を思い煩わず昨日を悔いず、喪失（絶望）から再生（希望）のプロセスを知ることなどが、レジリエンスを高める秘訣となります。レジリエンスの本態こそ脳の可塑性であると筆者は考えます。

筆者は２０１１年7月に、被災地在住のフィリピン人のメンタルヘルスケアを目的とした日本とフィリピンとの共同オペレーションに参加しました。両国の精神科医と日本人臨床心理士、通訳、コーディネーター等によるチームが2台のバンに分乗して福島、宮城、岩手の被災地を縦走しました。面談した人の多くは日比カップルの女性で、ほとんどの人は英語が達者ながら漢字が苦手でした。パスポートを流され、町内報も読めず、途方に暮れる災害弱者集団ではあるものの、日曜のキリスト教会での同胞との情報共有や国際交流協会の支援などにより異国での惨禍を何とか乗り切っている状況でした。面談中、フィリピン人医師とのタガログ語での会話により彼女たちの表情が一気に緩んだことが印象に残っています。そのとき、日本で暮らす外国人にみられる災害弱者の特性と海外邦人のそれとが二重写しになりました。彼女らのアンケート回答からは、さまざまな心身不調を自覚しながらも、異国での生活再建に向けて同胞たちとともに取組む姿に再生の兆しを感じました。「家族の絆が強くなった」「助け合いの大事さ、仲間の大切さに気づいた」などレジリエンスを示す言葉も多く聞かれました。[11]

あれから12年が経過しました。彼女らと当時幼かった子どもたちの声を聞いてみたいと思っています。二つの文化とともに育った日比カップルの子女たちが被災地再生の担い手になる日は遠くありません。

## 風の電話とセルフケア

筆者がこれまで百回は足を運んだ被災地の岩手県大槌町には、三陸海岸を臨む小高い山があります。そこにベルガーディア鯨山という名の英国式庭園があり、海を見下ろす庭園の一角に白い電話ボックスが置いてあります。電話線のつながっていないボックスの中には、ダイヤル式の黒電話とメモ帳が置いてあるだけです。震災で大切な誰かを亡くし、お別れの言葉を言えずにいる人々が訪れて相手のいない受話器を手に取ります。「風の電話」[12]と名付けられた電話ボックスはＮＨＫの国際ニュースで海外にも伝わり、国内外から多くの人々が訪れる場所になりました。「つながっていないのにつながる？　そうではない。つながっていないからつながるんだ」。風の電話の逆説は、鯨山を下りても頭から離れませんでした。

そこには精神科医も心理士もいません。四季折々に姿を変える庭園にある小さな電話ボックスでの自分との会話が、悲嘆を受け止めています。そして風の電話を訪れるタイミングは訪問者自身が決めます。はるばる鯨山まで来ても風の電話に入れず帰途につく人もいます。

エルサレムにある「嘆きの壁」を訪れたことがあります。嘆きの壁は紀元前に建造されたユダヤ教神殿の一部です。世界中に離散したユダヤ教徒がこの壁を訪れ、神殿の破壊を嘆き復活を祈ります。石畳の広場をはさむ対側には、多くの巻物に記された経典が並んでいて、壁の前で祈りを躊躇する人は見かけません。皆ひたすらに祈りのことばを捧げています。嘆きの壁はユダヤ教信徒全体の祈りが集まる聖地であり、集団としての祈りの場である一方、石段の隙間には来訪者の願いをこめた無数の紙片が挟まっています。幾千万の信者が訪れて額や手をあてた壁は、幾千万の人々のそれぞれの祈りも聴いてきたのでしょう。

風の電話で話されることばに、決まりはありません。経典も戒律もありません。風の電話は自分の愛する人にことばを伝える一人きりの空間です。嘆きの壁での祈りと共通するのは、いのちの不条理に対する深いかなしみと再生への願いでしょう。被災地に通い始めた頃に多くを語らなかった町民の方が、何年かたって堰を切ったように喪失体験を語る場面に立ち会うことが多くなってきました。喪失に勇気をもって対峙できるのは再生の兆しです。鯨山の風を感じ、風の電話の前に佇むと、湧き上がる自問、喪失感の反芻、絶望と希望の交錯に、こころとからだが揺さぶられます。そういった「風の電話体験」は、ある種のカタルシスでありセルフケアのプロセスでもあります。大規模緊急事態[13]による「喪失から再生へのストーリー」は、喪失の数だけあるでしょう。とくに曖昧な喪失と呼ばれる「さよならを言えなかった別れ」は、やるせなさを拭いきれない体験です。パンデミックの収束を迎える今なお、海外邦人のみならず世界中の人々が曖昧な喪失体験に苛まれています。巨大惨禍後の再生への処方箋は、メンタルヘルスの最重要課題といってもよいでしょう。

## 第4章　引用・参考文献


1　国立精神・神経医療研究センターホームページ内保健師こころの相談支援「ストレス・トラウマ分野ガイドライン」
https://www.ncnp.go.jp/nimh/behavior/phn/trauma_guideline.pdf

2　日本トラウマティック・ストレス学会ホームページ内
https://www.jstss.org/docs/2017121200368/

3　鈴木満・大西守「シンポジウム世界の健康を守る取り組みから何が見えるか—各地のライブリポートから—」産業精神保健29(1)、2022。

4　タイ国日本人会ホームページ
https://www.jat.or.th/jp/index.php

5　在タイ日本国大使館ホームページ
https://www.th.emb-japan.go.jp/itprtop_ja/index.html

6　JAMSNET ホームページ
https://jamsnet.org/

7　外務省海外安全ホームページ「孤独・孤立及びそれに付随する問題でお悩みの方へ」
https://www.anzen.mofa.go.jp/life/info20210707.html

8　WHO編／金良晴・鈴木友理子監訳「心理的応急処置（サイコロジカル・ファースト・エイド：PFA）フィールドガイド」2011。

9　鈴木満「日本企業中国駐在員のメンタルヘルス—海外生活における急激な環境変化や大規模緊急事態への対応—」海外邦人医療基金調査報告書、2013。

10　認定NPO法人心の架け橋いわて「アーカイブ10年間の活動の軌跡」認定NPO法人心の架け橋いわて事務局、2020。

11　前掲書10

12 矢永由里子・佐々木格編著『風の電話とグリーフケア―こころに寄り添うケアについて』風間書房、2018。
13 黒川雅代子「行方不明者のあいまいな喪失」こころと文化20(2):163-170、2019。

第5章

# 官民産学による海外邦人支援と新たな協働に向けて

## 国境をまたぐ国民への医療アクセス

医療の理想とするところは「いつでも、どこでも、だれでも」サービスを享受できる、アクセスの公平性です。しかし、地域医療制度や医療費の問題などを考え合わせると事は複雑となり、公平とはほど遠いのが現況です。そして、世界の大半は医療過疎地です。先進国でも例外ではありません。広大な国土をもつ米国やオーストラリアでも、大都市以外では医療過疎は大きな医療的課題です。精神医療過疎の問題はさらに深刻で、WHOは、精神医療過疎地でも実践可能な対策（メンタルヘルス・ギャップ・アクションプログラム）を提案しています[1]。とりわけ母語と母文化の共有が診療の質に大きく関与する精神医療領域において、母国を離れて暮らす国民への遠隔支援について、多くの国の医療者が注目しています。

これまでみてきた通り、海外邦人への医療サービスは、たとえ赴任地が大都市であっても、日本国内のそれと比べて大きく見劣りします。地域を基盤として整備されてきたわが国の医療制度は、県境どころか国境を越える医療サービスという発想になじみにくいところがあります。住民税収で医療サービスを提供するという原則は理解できますが、多拠点生活や「どこでもワーク」といった働き方改革が進むなかで、越境者への医療、すなわち移動する患者、移動する支援者を想定した医療は、これからの医療アクセスの基本問題ということができます。そして医療アクセスはインターネットをはじめとする技術革新に大きく左右されます。

領土という境に縛られない「新しい越境」時代を迎えて、海外邦人のライフスタイルとセルフケアのあり方も変わりつつあります。

2020年初頭から遷延したパンデミックにより、感染情報の共有、PCR検査やワクチン接種が地球規模で普及しました。これらはデジタルトランスフォーメーションの追い風を受け、医療アクセスにも急速な進化がみられています。精神科領域でも、パンデミックにともなう対面アクセスの制限が、オンラインアクセスの新たな代替的利用を推し進めています。[2]

本章では、官民産学の海外邦人メンタルヘルス対策の歩みを振り返りながら、海外邦人にとって精神医療過疎地である赴任地への遠隔支援ツールの利活用について紹介し、「新しい越境」時代における官民産学協働による海外邦人メンタルヘルス支援について展望します。

## 官民産学それぞれの海外邦人メンタルヘルス支援を振り返る

わが国のGDPが右肩上がりに増え円高の後押しも強かった1980年代には、海外邦人医療基金（JOMF）が日本在外企業協会（日外協）から独立し、1992年には労働者健康安全機構内に海外勤務健康管理センター（JOHAC）が設立されて、海外駐在員の健康対策は官民協働のもと強化されていきました。

1980年に45万人だった海外邦人数は、パンデミック前まで増加を続け、2019年に

**表6** 官民産学による海外邦人健康対策の歩み

| 年 | 出来事 | 在留邦人数 | 海外渡航者数 |
|---|---|---|---|
| 1974 | **日本在外企業協会(日外協)設立** | | |
| 1980 | **稲村博『日本人の海外不適応』刊行** | 45万人 | 390万人 |
| 1981 | **異文化間教育学会設立** | | |
| 1984 | **海外邦人医療基金(JOMF)が日外協から独立** | | |
| 1991 | 日本のバブル経済崩壊<br>**太田博昭『パリ症候群』刊行** | | |
| 1992 | **海外勤務健康管理センター(JOHAC)設立** | | |
| 1993 | **多文化間精神医学会設立** | 70万人 | 1,193万人 |
| 1997 | アジア通貨危機 | | |
| 2001 | ニューヨーク同時多発テロ事件 | | |
| 2004 | インドネシア・スマトラ島沖地震 | | |
| 2006 | **JAMSNET設立**<br>**日本渡航医学会設立** | 100万人 | 1,750万人 |
| 2008 | リーマンショック | | |
| 2009 | **第1回海外邦人メンタルヘルス連絡協議会** | | |
| 2010 | **JOHAC解散** | 114万人 | 1,660万人 |
| 2011 | 東日本大震災<br>**鈴木満『異国でこころを病んだとき』刊行** | | |
| 2016 | **ダッカ襲撃テロ事件に外務省ERT派遣** | 138万人 | 1,710万人 |
| 2020 | 新型コロナパンデミック | | |
| 2021 | **JOMF活動終了(2022日外協に一部機能移転)** | 134万人 | 51万人 |
| 2022 | ロシアによるウクライナ侵攻 | | |
| 2023 | トルコ・シリア大震災 | | |

は140万人となり、2020年に一時的な減少はあったものの、その後顕著な減少は認められていません。その一方で海外勤務者の健康管理を担う唯一の公的拠点であったJOHACは2010年に行政改革の対象となって廃止、JOMFは2021年にその歴史を閉じました（表6）。JOMFは、大連、マニラ、シンガポール、ジャカルタに日本人医師が常駐する診療所を開設・運営し、巡回健康相談、現地調査、医療相談事業など、とりわけアジア在住邦人にとっては重要な医療支援活動を展開してきました。JOMFの活動の一部は日外協に引き継がれたものの、大幅な活動縮小となっています。つまり、海外邦人へのメンタルヘルスケア需要が増えているにもかかわらず、支援は失速しつつあるのです。そんな今だからこそ官民産学が一致団結した海外邦人支援を今一度考える必要があります。

以下に、これまでの官民産学それぞれの海外邦人メンタルヘルス支援への取組みを概観します。

## 官：外務省在外公館による邦人援護と医務官制度

日本の在外公館（大使館、総領事館、政府代表部、領事事務所、出張駐在官事務所）は世界に251ヵ所あります[3]。在外公館には邦人が事故や犯罪被害などに遭った場合の「邦人援護」という役目があります。在外公館では年間約2万人を援護し（2019年）、そのなかには重篤な精神不調者も含まれます。[4]

邦人援護を担当する領事には、外務省生え抜きの領事も警察庁や民間警備会社から出向の領事もいます。ともに経験知があり現地の医療情報にも詳しい人助けのプロです。いわば海外での公助を担う専門家といえます。しかし医療者ではないので医療行為はできません。にもかかわらず現地精神医療サービスによる対応が期待できない場合には、邦人援護担当領事が業務の一環として精神障害に陥った邦人に対応することがあります。時には自死の恐れがある邦人を自宅に泊めて見守るなど、援護という名のもとに多大な労力を費やして医療につなげる努力を続けています。現在のところ大半の邦人援護担当領事が、第4章163頁で述べた心理的応急処置（ＰＦＡ）の研修を受けています。

在外公館に計約１００人配置されている外務省医務官は、日本の医師免許取得後10年以上の経験をもつさまざまな専門科の医師です。在外公館に派遣されてその地に2～3年の任期で滞在しながら、医療情報収集や邦人援護における医学的後方支援を行っています。外務省ホームページに掲載されている「世界の医療事情」[5]は、赴任先の健康や医療機関に関する情報を得る上でかけがえのない資料です。しかし日本の医師免許しか持たない医務官は現地で治外法権となる在外公館内でしか医療行為ができないため、現地在留邦人への医療行為は原則的に許されていません。それでも医療相談に乗ることや、医療の専門家ではない邦人援護担当領事への後方支援（支援者支援）は可能です。現在のところ医務官の10人に１人が精神科医であり、この制度は世界的にも誇れるものです。医療的対応に限界はあるものの、海外邦人を支えるリソースとして覚えていてほしい邦人医療者集団です。

外務省本省では領事局が邦人援護を担当しています。在外公館との緊密な情報共有により世界各地の安全情報を発信するほか、海外邦人統計や海外邦人援護統計など海外邦人の動向を常に把握しています。近年では、3ヵ月以上滞在する長期滞在者についてはオンライン在留届け、渡航者については海外安全情報配信サービス「たびレジ」オンライン登録が可能になっており、有事などにおける邦人援護の一助となっています。在留届けは、旅券法により義務づけられていますが、未届け例は少なくありません。また領事局では、孤独・孤立および関連する問題のための無料相談窓口を2021年度限定ながら開設し、それ以降も外務省ホームページで、5つの国内連携NPO団体の相談窓口紹介を続けています。[6]

また、外務省内では2013年に発生した在アルジェリア邦人に対するテロ事件を受け、大規模災害などの際に、初動体制を整えて迅速な邦人援護を行う海外緊急展開チーム(Emergency Response Team：ERT)が発足しました。そのメンバーとして邦人援護担当領事に医務官が加わり、文官と医官の協働関係が強化されました。ERTは第4章で述べたダッカ無差別銃撃事件でも出動しました。

文部科学省、厚生労働省、日本学術振興会などの公募研究費による海外での調査研究助成も官による支援の一つです。これらの成果を政策提言につなげるのは、筆者を含めた「学」

の使命です。

海外邦人メンタルヘルス支援の足かせになっているのは、他章でも挙げてきた日本の医師免許の海外認容問題です。英米の医師免許と比較すると診療行為が許される国が数少なく、邦人医師の海外での活躍場所は限定的です。

地域定住を前提とする地域医療制度も行政課題の一つです。移動しうる国民への医療という発想の転換から、より柔軟な運用が検討される時代を迎えているのではないでしょうか？日本国内の住民票がある地域でしか接種できないとされていた新型コロナウィルスワクチンを、一時帰国時に成田空港と羽田空港で接種可能としたのは意義ある一歩です。

## 民：世界各地の邦人互助団体と邦人メンタルヘルス支援団体

### (1) 日本人会

日本人会は、世界各国各都市に結成されている邦人による互助組織です。最も古いタイ国日本人会には110年の歴史があります。[7] 都市によってその歴史も規模も異なりますが、タイ国日本人会の活動は弱者支援、困窮者支援、医療支援を目的に始まりました。現在は会員約4千500人を擁する世界最大級の日本人会として、図書館運営、会議室提供、同好会、子育て支援など幅広い互助活動を展開し、ボランティアグループ「みんなの相談室」に対面相談の場を提供しています。[8]

医療支援では、ロンドンの日本クラブ[9]とシンガポール日本人会[10]による診療所運営が白眉といえましょう。英国とシンガポールでは、日本との二国間協定により現地医師免許を持たずとも限られた数の日本人医師に邦人対象の診療行為が許されており、両国では複数の邦人対象の医療機関があります。日本語と日本文化を共有する診療そのものが治療的となるメンタルヘルス分野においては、大きな力を発揮しています。しかし、1965年から運営されていた日本クラブ診療所（ロンドン）は2021年に閉鎖となりました（閉鎖後の紹介先として他医療機関が案内されています）。一方、シンガポール日本人会クリニックには、長きにわたりJOMFが心療内科医を含む邦人医師を派遣していました。JOMF閉鎖後の行方を案じていましたが、現在は新たに2名の邦人医師が診療を受け継ぎ、従来通り邦人心理士によるカウンセリング・発達相談と、言語療法士による言語療法を行っています。

日本人会は、日本人同士のネットワーク作りの足場となる組織です。また現地での生活を安全で充実したものにするための情報提供という役割も担っています。赴任者は渡航前学習として現地の日本人会の社会的活動など最新の情報について調べることをお勧めします。どこの日本人会も、多かれ少なかれ財政面の問題を抱えています。とくに新型コロナパンデミック下で邦人が帰国して、邦人人口が一気に減った都市などでは、日本人会の維持費の問題が切実なものとなっています。海外邦人の支援基盤である日本人会への支援も大きな課題です。

日本人会のほかにも商工会議所、県人会、大学同窓会、同好会などさまざまな邦人互助団体が世界各地で活動を続けています。邦人数が万単位の都市では、日本語による定期情報紙が入手でき、赴任先の邦人コミュニティの概略を知るには有用な情報源となります。そこには日本食レストラン、賃貸住宅、進学塾、同好会などに加えて、数多くの互助団体や日本語が通じる医療機関などが名を連ねています。日本語が通じるといっても邦人医師が勤務している場合はまれで、日本に留学歴のある現地医師や日本語通訳が勤務している場合が大半です。

弱者支援としては、多くの団体が子ども、妊産婦、高齢者のケアに取組んでいます。これらは日本人会の下部組織のこともあれば、独自の任意団体、非営利法人のこともあります。たとえば、子どもたちに日本語で絵本を読み聞かせたり、妊婦に産前講習を開いたりと、さまざまなスタイルで取組んでいます。タイ日本人会すくすく会[11]では、バンコクでの妊娠・出産・子育てを応援する活動を続けており、バンコク在住の邦人助産師が対面とＬＩＮＥでの相談を受け付けています。英国なかよし会[12]は１９９０年に活動を始めたボランティアグループで、在英邦人の妊娠・出産と日英交流のためのネットワーク活動を続けています。英国のチャリティ団体としても登録されています。

邦人高齢化対策としては、米国西海岸地域で邦人・日系人向けの高齢者施設や在宅ケアが多数運営されています。それを追いかけるように、現在では欧州や東南アジアでの邦人高齢化問題が表面化しつつあります（第2章84頁）。

## (2) 現地でのボランティアベースのメンタルヘルス支援活動

海外邦人コミュニティでのボランティアベースのメンタルヘルス支援活動は、1980年から2000年にかけてニューヨーク、パリ、ロンドン、バンクーバー、トロント、メルボルン、バンコク、ジャカルタ、シンガポールなど世界各地で展開されてきました。現地状況に精通した邦人メンタルヘルス専門家たちによる意義深い活動であり、家族の海外赴任に帯同してアイデンティティロスに陥ったメンタルヘルス専門家たちのキャリア分断対策（68頁）としても着目すべき活動です。

しかし大半の団体の活動基盤は脆弱です。ボランティアであること、それを担う人たちが入れ替わりを繰り返すことで、多くの団体が消長を繰り返してきました。志をもち、有意義な取組みを続けていた団体でも、中心人物が帰国することでたちどころに活動中断となる例を多数見てきました。持続可能な活動のためには非営利の現地法人として運営基盤を固めるのが第一ですが、国によっては、外国人による法人設立どころか集会すら禁じられるところもあります。

本項では、主に現地の法人格を得て長期的に活動している3団体を紹介します。現地で法人認可されるためには明確な目的、組織運営体制、財務基盤が求められ、その申請には多大な労力を要します。だからこそ法人格をもつことで現地での社会的信用を得ることができるのです。持続可能な活動のための要件の一つです。いずれも相談機能をもつ団体ですが、支援をする側にも支援を受ける側にも匿名性が必須となります。コミュニティが小さいほど匿名性を保てないことも多く、○○さんの奥さん、○○君のお母さんなど、他でつながりをもった人同士になることもあります。この場合のお互いのやりにくさは、専門家である支援者を悩ませるところです。これらは相談機能をもつ団体に共通する課題です。

## ①JAMSNET

ニューヨークで発足したJapanese Medical Support Network (JAMSNET)[13]は、在ニューヨーク日本国総領事館との官民協働モデルとして充実した活動を行っている非営利法人です。設立のきっかけは、2001年にニューヨークで起きた同時多発テロ事件です。日本人24人を含む2千977人が死亡、2万5千人以上が負傷しました。同事件後にニューヨークで暮らす邦人のための医療、教育、福祉支援を行うボランティア団体設立の機運が高まり、在ニューヨーク日本国総領事館が協力して日系企業・団体が支援する、官民が一体となる画期的な形で2006年に発足しました（現在名はJAMSNET-USA）。有事の時のために、ニューヨーク周辺に住む日本語と日本文化を共有できる医療、福祉、教育、心理関係者が普段からネットワークを作ろうという発想から生まれたもので、信頼できる医療関連情報を得られる場として非常に有用です。JAMSNET-USAには米国日本人医師会をはじめとして米国内に28の参加団体があり、「JAMSNETニューヨーク邦人メンタルヘルスネットワーク」がメンタルヘルスに関する啓発活動や相談対応を行っています。同スタッフは東日本大震災被災地にも足を運びながら「NYから心の相談110」という活動も続けています。

ニューヨークでJAMSNETでの活動に携わった後に帰国した人たちと筆者らの間でJAMSNETの東京版設立の機運が高まり、NPO法人JAMSNET東京が2011年に認証されました（2022年JAMSNET日本に改称）。その後、アジア、カナダ、ドイツ、スイス、メルボルンなど世界各地に理念を共有する団体が続々と設立され、JAMSNET Worldとして世界各地に拡がっています。東日本大震災時にも、新型コロナパンデミック時にも、不確かな情報が氾濫するなかで、現役医師による最新情報をインターネットで発信していました。

### ②JB Line

ボストンのJB Line[14]は、米国ニューイングランド地方の日本人および日系人を中心とした人々の生活上の問題解決を援助するために2010年に設立され、2012年にマサチューセッツ州の非営利団体法人として登記されました。

活動内容は、日米両語による電話・メールによる相談、対面の相談と支援、個別カウンセリング、擁護活動、ＤＶ・離婚・ハーグ条約・親権関連の相談、高齢者の自宅や高齢者施設への訪問、サポートグループ、セミナーの開催やアウトリーチなどで、それらの多くがメンタルヘルス支援と関連しています。どのような相談も受け付け、相談者の元に足を運ぶことも多いとのことです。現在のボランティアは１２０人にのぼり、ボランティア育成活動もしています。日系高齢者のためのサービスにも力を入れており、医療・介護情報などをホームページに掲載し、定期的な集いや歌の会を開催しています。一部の相談事業については、在ボストン日本国総領事館との委嘱契約を結んで対応しており、邦人援護事例への対応についても協力的な関係を築いています。

### ③バンコクこころの電話・みんなの相談室

バンコクでは、自死予防を目的とした日本の「いのちの電話」のタイ版ともいえる「バンコクこころの電話」[15]が２００１年に設立され、翌年にはタイ政府による財団法人認可を受けています。電話相談活動には、駐在員の帯同家族が訓練を受けた後にボランティアとして参加しています。２０２１年からはＬＩＮＥ電話も受け付けています。

対面相談サービス「みんなの相談室」は、２０１９年に「バンコクこころの電話」の支援により設立され、２０２１年からタイ国日本人会厚生部所属となりました。「バンコクこころの電話」で訓練を受けた邦人心理士など４人が相談に対応しています。対面相談場所として、邦人コミュニティが近い日本人会別館と、邦人受診者が多いサミッツベート病院の一室を借りており、オンライン相談も受け付けています。対面相談の件数は月に2件ほどで、情報収集の場である「お茶会」の人気が高いとのことです。

### (3)日本人医師会

海外在住の邦人医師のネットワークには、50年の歴史をもち、米国全域に支部を擁する米国日本人医師会[16]があります。同会はJAMSNETの設立にも深く関わっています。ドイツを本部とする欧州日本人医師会[17]は、２００６年に創設されました。現在の会員は15ヵ国に約50人となっており、精神科を含む無料のオンライン健康相談を実施しています。欧州の医科大学に在籍する学生や研修医から成る青年部会には18人の会員がおり、今後の日本と現地とを結ぶ活躍が期待されます。

ブラジルには約1万6千人の日系医師がおり、２０１８年には日伯移民１１０周年医学会が開催されました。それに先立ち、２０１７年に在サンパウロ日本国総領事館に精神科医務官が初めて配置され、２０１８年同館で開催された日系医師の交流会には筆者も参加しました。すでに四世となる日系医師同士の会話はほとんど現地語のポルトガル語でなされており、若手医師の日伯両語および両文化理解を応援する仕組みが必要と感じました。

### (4) 日本国内から海外邦人を支援する団体

メンタルヘルス支援に限らず日本国内で海外邦人を支援する団体には、海外邦人安全協会[18]、海外子女教育振興財団[19]などがあります。

帰国した帯同家族が始めたボランティア団体も数多くあります。With Kids[20]は、海外在住経験豊かな臨床心理士による無料相談を行っています。Group with[21]は海外で子育てを経験した帯同家族が2004年から息の長い活動を続けており、とくに子育て支援の情報提供が充実しています。

帰国者と海外在住の心理専門家たちが越境的に集まって始まった団体もあります。ゆいグローバルネット[22]は、まさにパンデミックの副次作用により2022年に結成された団体で、日本、中国、東南アジア、米国などに住む邦人メンタルヘルス専門家による支援活動を展開しています。後述の「第5の連携」支援に相当する活動です。他団体もインターネットを活用して徐々に越境的な活動展開を進めており、起業した団体もあります。

繰り返します。民の活動に共通する課題は継続性です。そして、継続性維持のためには202頁「海外邦人コミュニティ支援―「4つの連携」から第5の連携へ」で述べる5つの連携が不可欠です。

## 産：企業に蓄積された海外生活のノウハウ

海外駐在員の派遣元企業には、長年の経験から平時および有事における数々のノウハウがあります。また、第4章で述べた通り、海外邦人コミュニティには、災害弱者という一面がありながら、多くの環境変化を乗り越えてきたレジリエンスが蓄積されています。

勤務地が国内であれ海外であれ、雇用者側には社員への安全配慮義務があります。危険レベル1以上の地域への赴任を検討する場合には、十分な情報収集と緊急事態発生時の安全確保の方策が必要となります。本社人事担当者や産業医が赴任地による地域特異的な状況について把握しておくことは、海外駐在員の健康管理のみならず安全配慮義務上も重要です。

企業の規模や福利厚生制度によってメンタルヘルス支援体制には幅があり、とくに小規模の企業ではセルフケアの負荷が大きくなりがちです。また現地採用邦人の福利厚生には目が届きにくく、駐在員との待遇格差への不満はしばしば耳にします。海外勤務の標準化についての議論が必要と考えています。

### (1) 海外赴任者の心身の健康チェック

健康面では、赴任前のメディカルクリアランスと赴任中の定期健診・ストレスチェック、帰任後の健康チェックが四本柱です。企業によっては海外赴任内定後にメディカルクリアランスを行う体制のところがありますが、原則としては、メディカルクリアランスで数年間の海外勤務に耐えうるだけの健康状態を確認してから人事作業に入るのが妥当です。メディカルクリアランスでは、既往歴と過去の定期健診結果を調べ、現在治療中の疾病があれば赴任中の治療についての見通しを確認します。家族帯同があれば帯同家族全員の既往歴を聴取し、再発時の対応や治療中の疾病の海外での治療継続について検討します。内定となれば赴任準備に入ります。語学研修に加えて、安全・健康に関する情報収集、自己学習、赴任前一般研修や国別研修に参加します。メンタルヘルス研修については第3章で詳述しました。

赴任中の定期健診は、大手企業では現地の提携医療機関が一括して請け負うことが多く、その場合は日本国内の健診項目に準拠した対応が期待できますが、そうでない場合は赴任国の定型検査となることが多くなります。可能であれば一時帰国時の定期健診を推奨します。勤務生活環境因が健康保持により深く関わっている海外勤務者にとって、ストレスチェックはセルフチェックの手段としても有用です。一部の企業では、高ストレス者全員への面接や海外生活ストレス要因項目の追加などにより、勤務生活環境の改善に取組んでいます。しかし、国内で義務となっているストレスチェックを海外赴任者にも課している企業はまだ少数派です。帰任後健診では、赴任前からの変化に基づく指導が重要となります。

## (2)海外駐在員保険の適応外事案

海外赴任に際して、保険に入っているから大丈夫、と思っていませんか？　その思い込みを覆させるような事例が時に発生しています。海外赴任者本人も送り出す側の企業も知っておいてほしいのが、いわゆる海外駐在員保険の適応外事案とそれに対する予測的対応です。

日本の医療制度は国民皆保険を前提に過大な治療費負担が発生しないようにデザインされていますが、その分保険医療の対象が厳密に規定されています。日本の医療の均質性と医療費の安さは世界に誇れるものですが、それを基準に海外での医療を考えると過大な医療サービスを提案されることがあります。駐在員保険は基本的に日本国内での保険医療制度に準拠しているので、日本国内で保険適応外の治療費は保険でカバーされません。その結果、海外で桁違いの医療費を請求されて往生することがあります。また、原則として既往症も海外駐在員保険の対象から除外されます。これは歯科治療についても同様です。赴任地では標準となっている補填物が日本の保険治療で認められていない場合は、個人負担となります。

医療費が発生する際には、医療費が保険でカバーされるか、可能な限り派遣元の担当者および加入保険会社の担当者に相談することを勧めます。最悪の場合、高額な医療費を個人負担することになり、こんなことになるなら一時帰国して治療すればよかった、と後悔する展開になることがあります。医療をビジネスととらえている国は少なくありません。赴任地では標準治療なのになぜ認めてくれないのかという不満もよく聞きますが、保険会社の柔軟性には限りがあるため、適応症などについて十分な事前チェックを怠らぬことが肝要です。

### (3)日本在外企業協会(日外協)

1974年に設立された日本在外企業協会(日外協)[23]は、民間企業の知恵を集めてさまざまな海外邦人支援活動を行っています。会員企業は商社、金融、製造など業種は多様です。企業の規模も大小さまざまで千人単位の社員と家族を海外に送り出している企業もあります。1992年に460社であった会員企業数は、2023年現在258社となっています。1984年に一旦日外協から独立した海外邦人医療基金(JOMF)が閉鎖となり、その事業が2021年から日外協に引き継がれたのは前述の通りです。

日外協の事業の柱は、国際人事・労務、海外安全危機管理、海外健康・医療であり、2022年から海外健康・医療グループの研究会が始まりました。第1回のテーマは「海外駐在員・家族および長期出張者のメンタルヘルス」でした。また、新事業として赴任者向けの国別医療情報動画が制作され、バンコクのバムルンダード病院邦人医師、サミツベート病院邦人医師、そして前在タイ日本国大使館医務官である筆者の3名による動画が会員限定ながら公開されています。

## 学：海外邦人支援を志向する学術団体

多文化間精神医学会[24]は1993年に設立され、海外邦人および在日外国人支援というメンタルヘルス上の共通項の多いテーマに取組んでいます。会員は精神科医師、心理士が中心で約5百人。毎年開催される学術総会では、海外邦人のメンタルヘルス支援関係の調査や研究が報告されます。これまでの海外邦人関連のテーマは、「海外で想う日本の原風景」「日本人の異文化適応―海外邦人への危機介入と社会支援」「海外邦人コミュニティのメンタルヘルス支援と地域間連携」「海外邦人メンタルヘルスケアにおける国内外専門家の協働」「海外邦人精神保健支援と現地精神保健システムとの多様な関係」などがあります。学会誌「こころと文化」は年に2回刊行されており、海外邦人関係の特集として、これまで「海外在留邦人の生活ストレス要因―ストレスチェック海外版作成に向けて」「文化を跨ぐ子育て協働支援―子どもの障害と発達の可能性を見逃さぬために」「プロジェクトとしての海外邦人へのメンタルヘルス・ケア」などが組まれています。同学会には、多文化間精神医学アドバイザー認定制度があり、在日外国人支援に加えて海外邦人支援も想定したメンタルヘルス専門家養成を行っています。著者は同学会の在留邦人支援委員長として、公的な海外調査研究費などによる調査研究や連携支援を行ってきました。

異文化間教育学会[25]は、外国語教育や海外・帰国子女教育などへの学際的取組みを目的に1

981年に設立されました。心理学や社会学を含む専門人材が結集しており、帯同子女の教育心理学的支援にも関与しています。会員の多くは教育機関に所属しており、一部は多文化間精神医学会にも入会しています。学会誌「異文化間教育」は、海外邦人、在日外国人、国際結婚カップルの子女教育、外国語教育、異文化理解など多岐にわたり学際的な内容です。

そのほか日本産業精神保健学会、日本渡航医学会、日本産業衛生学会も、海外駐在員の健康問題への調査研究に関心を寄せています。2021年に開催された日本産業精神保健学会学術集会では、多文化間精神医学会との共同シンポジウム「世界の健康を守る取り組みから何が見えるか―各地のライブリポートから」が、2022年に開催された日本渡航医学会では、シンポジウム「ウィズコロナ時代の海外派遣者対応」が企画されました。2022年、日本産業衛生学会の海外勤務健康管理研究会でも、新型コロナ流行と海外駐在員のメンタルヘルスに関するものが報告されています。このように、パンデミックによる勤務生活環境変化にともなう海外駐在員のメンタルヘルスやライフスタイルに焦点を当てた学術的興味が高まり、学者の世界でも越境の兆しがあります。

## 海外邦人コミュニティ支援―「4つの連携」から第5の連携へ

1980年代から筆者らが取組んできた海外邦人メンタルヘルス対策の主体は、①邦人コミュニティ内連携、②邦人コミュニティ間連携、③現地支援団体との連携、④国内支援団体との連携、の「4つの連携」を促すことでした。これらは地域支援（コミュニティアプローチ）の一つです。連携の強化により現地コミュニティの支援基盤が底上げされ、日本からの遠隔支援への依存度を軽減することができます。啓発教育や情報共有により「隣人力」の強化を図るという取組みです。ここでいう隣人とは帯同家族、友人、同僚、上司なども含みます。それぞれはメンタルヘルスの素人ではありますが、適切な予防的教育を受けることで、精神不調を早期に察知し手を差し伸べることができるようになります。

①邦人コミュニティ内連携は、コミュニティの大きさにもよりますが、同じ国内で活動している邦人支援団体を束ねる活動です。筆者らは日本学術振興会の海外調査研究費などにより２００７年よりアジア（バンコク）、北米（ニューヨーク）、欧州（パリ）での連携会議を実施しました。会議の場所は在外公館が提供してくれることが多く、邦人メンタルヘルス支援活動の一助となっていました。海外での公助および官民連携の一例です。

②邦人コミュニティ間連携は、異なる国や地域の邦人コミュニティ間の情報共有や協力関係を支援する活動です。連携①を拡大した会議を、２００８年にニューヨーク（北米東海岸地区専門家連携会議）とバンコク（第1回東南アジア専門家連携会議）で開催しました。とくに東南アジアでの連携はバンコクとシンガポールを拠点として強化され、第2回および第3回東南アジア専門家連携会議や現地でのＰＦＡ研修会の開催につながりました。

また、連携①と②がある程度進んだ2010年から、多文化間精神医学会の活動の一環として、「海外邦人メンタルヘルス連絡協議会」を立ち上げ、年に一回日本国内での会合を開催しました。これが④国内支援団体との連携に相当します。参加者の一時帰国に合わせた交流会を開催し、参加が難しい場合はビデオレターやオンラインでの参加をお願いしました。当時のオンライン接続は不安定で音声だけとなることも多かったのを覚えています。4回の開催を経てこの会は2015年に発展的解消をしました。会の参加者の多くがJAMSNETの会員になり、またJAMSNETの活動が世界各地に拡がったことで、メンタルヘルスケアの連携作りの主体を「学」から「民」に移行できる時機が到来したと判断しました。

③現地支援団体との連携では、邦人受け入れ実績のある現地医療機関との人的交流を深めました。これら4つの連携支援は、公的な海外調査研究費（文部科学省、厚生労働省、日本学術振興会）や外務省の協力などにより実現しました。現地医療機関は外務省ホームページ内「世界の医療情報」より確認することができます。

海外邦人コミュニティへの遠隔支援の方策として、筆者らは上記の「4つの連携」を提唱して活動を続けてきました。そして、それに加えた5つ目の連携として「国境をまたぐオンライン連携」が、距離と時間を超越した動きとして世界各地に拡がり、支援者連携支援のみならず個別支援の新しい方法としても確立しつつあります。新型コロナパンデミック以前においては、「インターネットを活用したオンライン型支援」は萌芽的試行にとどまっていましたが、長期渡航制限を背景に試行から普及へと一気に進化しました。パンデミックとテクノロジーが「越境」による医療アクセスの可能性を拡げたのです。

## 海外邦人へのメンタルヘルス個別支援のこれまでのスタイル

上記5つの連携は、海外邦人コミュニティへの支援、すなわち地域支援が主体です。一方、個別支援も併行して続けてきました。これまで行われてきた海外邦人への個別的なメンタルヘルス支援のスタイルは、以下の6つに大別できます。

①長期定住型：パリ、バンコク
②中期滞在型：シンガポール
③定期訪問型：バンクーバー、上海
④非定期巡回型：文部科学省・厚生労働省科研費研究、外務省、国際交流サービス協会、海外邦人医療基金
⑤後方支援現地拠点型：海外邦人医療基金による現地クリニック開設（シンガポール）
⑥後方支援国内拠点型：ＪＯＨＡＣ、民間ＥＡＰ（社員支援プログラム）

現地在住型として、①長期定住型と②中期滞在型があります。①は、邦人メンタルヘルス専門家が海外に住み、日本語によるメンタルヘルスサービスを提供するものです。パリに住む太田博昭医師が30年にわたり実践してきた支援スタイルです。バンコクではチャイアデーロ和子氏が日本語による電話相談活動を始めて22年になります。②は30人の邦人医師による邦人への診療が認められているシンガポールで、帰国を前提とした滞在であるものの10年単位で滞在する邦人医師が増えています。

一方、③④の日本からの訪問・巡回型支援とは、日本の医療機関などに籍を置く専門家が特定都市を定期訪問したり複数都市を巡回したりするものです。多文化間精神医学会を先導してきた野田文隆医師は、バンクーバー総合病院に日本人外来を創設し、定期的に訪問していました。長崎大学の小澤寛樹医師も上海への定期訪問を続けていました。筆者は巡回相談という形で、年に数回世界各地の邦人コミュニティを訪問してきました。しかしながら小澤医師の定期訪問は中断。野田医師は2019年に亡くなり、太田医師は2022年をもって相談室を閉じました。筆者の活動もパンデミックにより3年間中断しました。後方支援型のうち⑤現地拠点型は活動終了、⑥国内拠点型のJOHACは解散し、民間EAPが従前のメール相談などを続けていました。そんななかで、オンラインによる個別支援が訪問・巡回型支援の一部を代替していたのです。

## 精神医療におけるオンライン個別支援への技術的障壁

ここで精神医療へのアクセスという話題に立ち戻り、オンラインを用いた個別支援の歴史を少しだけ紹介します。英国ＢＢＣが世界初のテレビ定期試験放送を始めたのが１９３２年。精神科臨床においては、１９５５年米国ネブラスカでのＣＣＴＶによる遠隔面接の試みに遡ります。精神科診察の基本は視診と問診です。ブラウン管白黒画像で診察場面での表情と言葉をどこまで再現できるかという挑戦でした。その後の技術革新により、顔面にある30の表情筋の動きの組み合わせや、身振り・身繕いといった言語的および非言語的コミュニケーションを定量的に解析し、面談者の喜怒哀楽の判別がある程度可能となっています。あわせて動画送受信の技術も進み、２０１８年には８Ｋ解像度の精細動画送受信が実現しています。しかし、現在オンライン面接で広く使われている普及型ディスプレイの映し出す二次元動画から得られる情報は、未だ限られたものに過ぎません。

筆者はそういった限界を知りながらも、海外邦人への支援策の一つとしてオンラインによる遠隔個別支援を希求してきました。２００７年に担当した多文化間精神医学会ワークショップ「しごと＊家族＊文化」では、メイン会場の盛岡とサテライト会場のシンガポールを電話回線で結んだシンポジウムを企画しました。ＩＣＴを活用した海外邦人へのオンライン個別支援への展開を期待したものでしたが、技術的に多くの課題を残しました。ベンチャー企業が開発したテレビ電話を購入し、高額でレンタルした国際電話回線を使っての試みでした。数回のリハーサルを経て万全の態勢で臨んだものの、当日の通信条件が悪化したため画像・音声とも再現度が低く、満足のいく双方向交流とはなりませんでした。安価で安定したオンライン会議が標準となった現在と比べると隔世の感があります。

## 国内被災地におけるオンライン支援

第4章で述べた通り、東日本大震災被災地への遠隔支援には海外邦人コミュニティへのそれと共通点が多く、筆者らは前記の国際二拠点シンポジウムでの反省を踏まえて、被災地でもICTを活用したオンライン支援を目指しました。2011年の震災直後の現地支援活動では携帯電話の音声通話ですら途絶えがちで、仮設住宅へのWiFi常設など望むべくもない状況でしたが、通信会社の復興支援により通信環境は大きく改善されていきました。過疎地だからこそ通信インフラが重要である、ということを痛感していたなかでのうれしい誤算でした。被災地支援に力を入れていたIBM所属のボランティアとリコージャパンの助言協力を得て、翌2012年からは移動車両内でのオンライン相談、多拠点オンライン支援者育成研修、国内外多拠点オンラインシンポジウム、高齢被災者ICT自立支援など、オンライン会議システムを活用したさまざまな遠隔支援方法を導入しました。さらにパンデミックがオンライン支援の追い風になりました。

海外邦人への長期支援は、被災した医療過疎地へのそれと同じく、災害弱者への個別支援（ハイリスク者アプローチ）と住民全体を対象とする地域支援（コミュニティアプローチ）が二本柱となります。被災地支援におけるオンライン活用で先行したのは地域支援でした。なかでも、多職種にわたる支援者同士の連携と、多拠点からの啓発教育で最も効果を実感しました。異なる勤務先から週末に集結するボランタリーな被災地支援活動にとって、オンライン会議が貴重な打ち合わせツールとなりました。複数カメラを用いた折り紙作りやヨガ体験会なども、オンラインで遠隔地から実施することができました。

しかし、オンライン個別支援の導入には時間を要しました。その理由は2つあります。一つが支援者側の対面支援へのこだわり、もう一つが支援を受ける高齢者のＩＣＴリテラシーの問題でした。主に関東地方に職をもつ支援メンバーは、オンラインでの会議や研修に徐々に慣れたものの、被災地に赴き対面して得られる情報の質が全く違うことを認識していました。たしかに当初は通信速度の問題もあり、オンライン画像の質は対面支援の代替手段にはほど遠いものでした。加えて、その場に身を置かなければ感じ取れない被災地の文化風土や現地支援団体とのネットワーク作りがありました。とはいえ、長期的に活動を続けるには被災地までの移動に要する時間と費用を節約する必要があり、オンライン個別支援との併用計画を進めることにしました。支援メンバー全員が違和感なくオンライン支援を受け入れたのは、パンデミック後のことです。新型コロナ流行による「マスク越し」対面というパンデミック下の特殊事情が、「マスク無し」オンライン個別支援の有用性を相対的に高めてくれました。

## 高齢者へのオンライン個別支援「愛のマゴの手プロジェクト」

インターネット初心者の高齢者にとっては、テレビ電話機の操作以前に、自宅のＷｉＦｉ環境整備などが困難でした。リテラシー向上を目的とする高齢者向けの単発的ＩＣＴサロンを何回か実施しても自立的利用には至りませんでした。そこで解決策として考えたのが、同一支援者による継続的な支援でした。それが高齢者に遠方居住の孫との交流機会を提供する「愛のマゴの手プロジェクト」（ｉ‐ＭｇＮＴ）です（図2）。愛はデジタル機器の接頭文字のｉとの掛詞です。当初は血縁者を想定していましたが、徐々に非血縁者による支援が増えてきました。すでに利用者は60組以上となりました。

祖父母世代の高齢者にオンライン支援する孫世代（主に看護系大学生。エバンジェリストと呼ぶ）と、側面から技術支援するサポーター（主に工学系大学院生）、そして機器送付や連絡調整を行う事務局三者による支援プロジェクトです。電源スイッチを押すだけでテレビ電話がつながるパソコンを無料で祖父母世代に送り、それを使って有償ボランティアである孫世代と

図2 愛のマゴの手(i-MgNT)プロジェクト

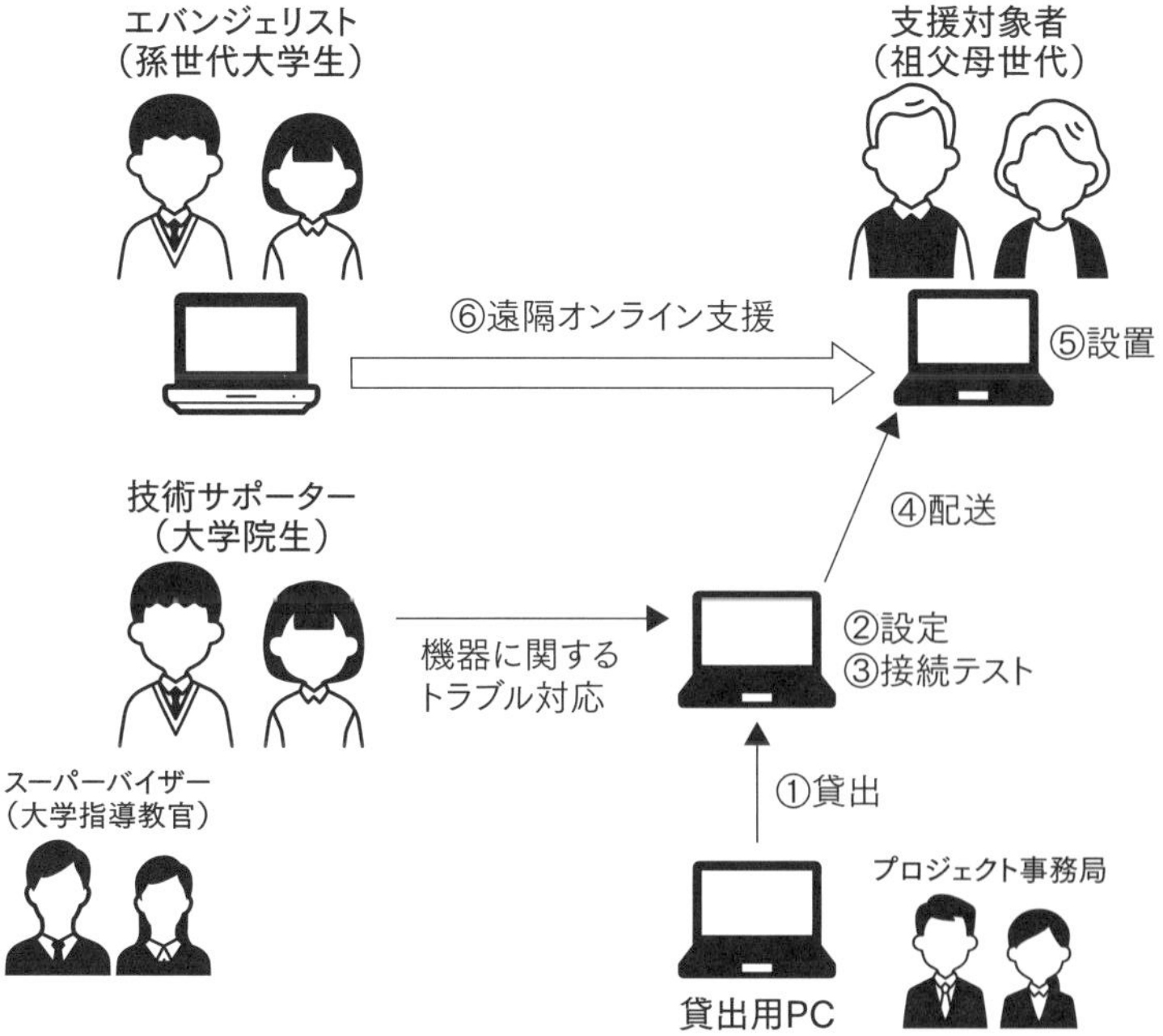


継続的にオンラインで交流できるようにします。1回限りの支援ではなく、支援を通して孫世代との交流が深化するというのがこのプロジェクトの強みであり、継続支援によりオンラインコミュニケーションの弱点をある程度補完できることが分かりました。

国内ではインターネットのライフライン化と被災地の高齢化が同時進行するなかで、災害弱者かつ情報弱者である高齢者が置き去りにされつつあります。このプロジェクトは、孫世代が祖父母世代のデジタルディバイド(情報格差)対策および孤立・

孤独対策を担います[26]。

今後の技術革新により対面支援の質的優位性を再現できれば、オンラインのアクセス利便性を最大限に生かせる新たな遠隔個別支援方法の普及につながると考えています。「いつでも、どこでも、だれでも」アクセス可能な海外邦人支援の選択肢として期待しています。

## オンライン診療への課題

ここまでオンライン個別支援の遠隔支援ツールとしての優位性と技術面の課題について見てきましたが、医療行為としてのオンライン面接には法制度による制限があり、話は簡単ではありません。国内においても保険診療でのオンライン化にはいまだに課題が多いと報告されています[27]。これまで国内では、離島など物理的アクセス困難な地域を想定した「遠隔医療」が限定的に認められ、一方で診察なしの治療を認めない医師法第20条により慎重に運用されてきました。「遠隔医療」は、近年じわじわと進んでいた距離不問の「オンライン診療」と名称を変えました。すなわち、インターネット環境さえ整っていれば、医療機関との距離が50メートルでも500キロでもオンライン医療は成り立ちます。このような医療アクセス革命が、新型コロナパンデミック下の特例措置により加速化した観があり、海外邦人への遠隔個別支援方法を考えるのは当然の流れといえましょう。

しかし、国境を越えるオンライン医療行為には、医師資格をはじめとする二国間調整など、国内よりさらに高い壁が立ちはだかっています。数少ない例外はあるにしても、その国の医師免許を持っていなければ海外邦人への診療はできません。現在のところ海外へのオンライン個別支援の主流は診療未満の「相談」と「受診勧奨」にとどまっています。202頁でも述べた通り、第5の連携を推進するには、国をまたぐ医療行為に関する法整備が求められます。

## ICTを活用した官民産協働の事例
### ―パンデミック下のタイ国日本人会によるコミュニティ支援

2019年当時6千人の会員を擁したタイ国日本人会は、ビジネス地区にある本館と邦人居住地区にある別館で、多岐にわたる相互扶助の活動を展開していました。しかし、2020年からのパンデミックにより非常事態宣言が何度も延長され、社会的活動の制限が日常となる状況で、ほぼすべての対面行事が中止となりました。邦人の帰国が相次いで会員数は4千5百人まで減り、財政的にも大きな痛手となりました。

そこで打ち出したのが、対面活動からオンライン活動への移行でした。感染症、ワクチン接種、在宅勤務、メンタルヘルスといったテーマのコンテンツを次々とオンラインで発信しました。とくにVirtual Fun Runというオンライン空間上でのランニングプロジェクトには約千人の在留邦人が参加し、外出制限が続くなかで大きな盛り上がりをみせました[28]。在タイ日本大使が名誉アンバサダーとなり、多くの民間企業がスポンサーを申し出たこの官民産協働の事業は、いざというときには日本人会のために一肌脱ぐという心意気が伝わってくるものだったそうです。

また、日本人会発の情報発信は、不安を招く恐れのあるものではなく、希望を共有できる言い回しをするよう心がけたとも聞いています。2023年7月現在、パンデミック下で展開してきたオンライン活動は徐々に対面活動に復帰していますが、オンライン発信やオンライン会議という選択肢を得たことでより柔軟に活動できるようになったとのことです。

## アフターコロナ時代の海外邦人のライフスタイル

海外渡航の大衆化まっただ中で発生し、その後3年間続いたパンデミックの収束により、国をまたぐ人々の往来が再開しています。しかし、その目的とスタイルの変化を感じているのは筆者だけではないでしょう。グローバリゼーションの恩恵である「自発的移動と対面接触」が著しく制限されることで、オンライン会議の加速的大衆化が進み、テレワークなどの新しい生活様式が一挙に普及しました。海外駐在員にとっては、赴任先でのテレワークという未踏のライフスタイルが出現したのです。赴任国によってはそれが長期化し、「どこでもワーク」の利便性とはうらはらに、駐在員からは動機付け低下にとどまらずアイデンティティ危機の声が上がっています。パンデミック収束後の米国に赴任以来、出社日は月1日だけで、日本にいた時より同僚と会う機会が減ったという相談もあります。パンデミックの間に雇用条件が変わり、通勤できない居住地からの就労が認められたため、とのことです。

同じく大きく変化しているのは、海外生活というライフスタイルへの意味付けです。すでに述べた通り、時代の流れは働き方改革から働きがい改革に移っています。つまり仕事を考える主役が雇用者から被雇用者に変わっているということです。終身雇用制はすでに過去のものとなり、特定の職に固定されず流動的にキャリアを積み上げていくというライフスタイルが、少数派ではあるものの日本社会で受け入れられています。

ビジネスキャリアとソーシャルキャリアを同時併行することで互いが響き合うパラレルキャリアや、生活拠点を複数もち国内外を往来するライフスタイルを選ぶ人も増えています。それは地域定住を前提とした地域医療制度への訣別とシンクロするかにみえます。移動する個を尊重するまなざしは、「いつでも、どこでも、だれでも」という医療アクセスの理想とも通じます。

このようにグローバリゼーションの変革期、すなわちアフターコロナ時代における海外勤務のあり方に再考が求められています。一方で、社員を海外に送り出しても赴任先での業務が普及型ディスプレイによる二次元動画と音声装置に頼る毎日となれば、日本から遠隔業務しても同じではないか、という問題提起があります。他方で、海外での対面業務や居住のメリットは、移動にともなう時間的経済的損失を補って余りあるという意見には根強いものがあります。その声はパンデミックが収束し、対面交流の機会が再開するにつれて大きくなっていると筆者は感じています。時空を超える情報収集の効率性と、集いのためのコスト削減性というＩＣＴの恩恵を享受しつつも、海外赴任が群れの一員として基本的な営みをともにすることでしか培われない相互理解の場であることが再評価されています。生身の人間が境を超えることで生まれる偶発的な全人的出会いは、海外赴任の醍醐味の一つです。ほかにも赴任国に長期在留してこそ得られる情報収集力、人脈、時差のないコミュニケーション、現地労使関係作り、円滑な業務運用などがあります。

そして、それらの背景にはそこでしか体感できない文化風土があります。「文明は輸出できるが文化は輸出できない[29]」という至言の通り、紀元前のアテネ神殿は、今も大英博物館で見ることができますが、神殿を作り上げた人々の生業を感じ取ることはできません。現地の空気を吸い、水を飲み、ソウルフードを味わい、人情に触れ、歴史を感じることなしに理解できないのが文化なのです。

短期出張に限れば、情報端末の画質音質はますます洗練されて、対面議論が必要な重要案件を除いてオンライン化され、その機会は減少していくかもしれません。しかし、継続的な対面コミュニケーションが醸成しうる信頼や相互理解を代替できるテクノロジーが開発されるまでは、海外赴任のもつ意義は大きいと考えます。対面コミュニケーションの質的再現性という技術的課題と、継続により深化するコミュニケーションの代替可能性という文化的課題は、ともにオンラインによる個別メンタルヘルス支援の行方と重なるものです。双方の探求とともに海外勤務のニューノーマルがみえてくるでしょう。

## 官民産学協働の海外邦人メンタルヘルス支援に向けて

稲村博が『日本人の海外不適応』を著して40年、太田博昭が『パリ症候群』を発表して30年が経ち、海外邦人へのメンタルヘルス対策の必要性が繰り返し提言されてきました。40年前の海外邦人数は45万人でした。

現在、届け出ベースでも130万人の海外邦人は、わが国の経済文化活動に不可欠な人的資源です。しかし、海外邦人数が増加してメンタルヘルス需要が増しているにもかかわらず、わが国の国力低下などを背景にサービスが低下している感は否めません。海外邦人は在外選挙権をもつにもかかわらず、実質的に国内厚生行政の対象外となっています。日本国内の各都道府県には精神保健福祉センターが設置され、地域精神医療行政の要となっています。130万人といえば、日本でいうなら中規模県の人口に匹敵する数です。47都道府県プラスワンとなる精神保健福祉センター国際版は、人材育成、国際医療連携、リスクマネジメントなどの観点から国益に資するものであり、より一層の官民産学連携協働の強化が必要と考えます。

滞在先での医療サービスが十分に受けられない場合の対応は、国の邦人保護という観点のみならず、派遣元の安全配慮義務という観点からも検討すべき課題です。しかし、労働安全基準法に基づく国内のほぼ均質な労働環境と海外邦人のそれには大きな乖離があり、事業場間の差違も目立ちます。海外邦人への日本からのメンタルヘルス支援には、平時からの備えと、大規模緊急事態発生時の迅速な支援とがありますが、日本国内並みの福利厚生制度や緊急時の後方支援体制をもてるのは、外務省や一部の大企業に限られます。帰属組織をもたなかったり、帰属組織の支援機能が脆弱な場合の支援を充実させる必要があります。赴任国によって状況が異なるのは自明ながら、海外赴任者の健康保持や安全確保について、ある程度の標準化はあってしかるべきです。

海外赴任中の社員に対するメンタルヘルス対策に関しては、今後オンライン支援が、従来のメール、電話による危機介入より一歩進んだものになりえます。派遣元の人事担当者や産業医とオンラインで定期面談することは、メンタルヘルス対策として予防的な意義がありま す。海外での健診結果やストレスチェック海外勤務者版の結果を合わせ用いることで、海外邦人の健康管理体制を充実させることができます。これについても、自前の後方支援体制をもたない場合への対処について検討すべきです。複数の大規模事業場産業医の意見によると、オンライン支援で代替が難しいのが産業医による職場巡視です。海外事業場への職場巡視には、勤務環境のみならず生活環境の把握、そしてリスクマネジメントのための情報収集という目的があります。とくに現地医療機関の視察と担当医師との意見交換はいざという時に役立ちます。こういった情報を小規模事業場と共有していくことも海外赴任標準化の課題の一つです。

海外からの相談窓口については、自ら窓口に足を運ばずとも情報収集や手続きができる環境整備のための知恵を集める必要があります。すでに外務省が導入した海外邦人への相談窓口の公開を充実させるなどの方策が考えられます。

災害弱者たる在留邦人のなかでも優先すべき支援対象は、子ども、妊婦、高齢者、障害者です。災害弱者は情報弱者でもあります。アクセスの公平性という観点から、新規技術を盲信することなく情報遮断対策を講じる一手間も重要です。

## 新しい越境者の矜持

東日本大震災の被災地で出会ったボランティアたちに海外在住経験者が驚くほど多いのは偶然ではないと思っています。被災地再生という共通の目的に向かって結集した仲間たちは、国境を越える活動だけではなく、それぞれの所属組織を超えて活動に参入する「越境する支援者」でした。多拠点活動やパラレルキャリアの動機付けが海外体験であり、その後の越境人生の扉を開けていることに共感を覚えました。

１９３３年の昭和三陸地震で岩手県沿岸が大きな被害を受けたとき、カナダから同地を訪れた晩年の新渡戸稲造は Union is Power という言葉を残しました。自らも越境者である彼の言葉に重みを感じます。

海外邦人のメンタルヘルス対策という観点からは、身体的越境を旨としていた遠隔支援のスタイルに、時空を軽々と超えるオンライン支援という選択肢が加わり、官民産学間の越境の敷居も低くなっています。新しい越境時代にふさわしい官民産学の連携協働推進のために、そして新しい越境者のはしくれの矜恃として、もう一度 Union is Power と唱えます。

# 第5章　引用・参考文献


1　小澤寛樹・黒滝直弘・中根允文監修「精神保健専門家のいない保健医療の場における精神・神経・物質使用障害のための mhGAP 介入ガイド」長崎大学大学院精神神経科学教室、２０１５。
https://apps.who.int/iris/bitstream/handle/10665/44406/9784904561898_jpn.pdf;jsessionid=15E1C88F8B4FF5534AD55DDE10EA3F69?sequence=11

2　岸本泰士郎・木下祥太郎「COVID-19 感染下における Telepsychiatry（精神科オンライン診療）の活用」日精診ジャーナル47(6)：10-15、２０２１。

3　在外公館設置状況
https://www.mofa.go.jp/mofaj/files/000047796.pdf

4　外務省領事局海外邦人安全課「２０１９年海外邦人援護統計」２０２０。
https://www.anzen.mofa.go.jp/anzen_info/pdf/2019.pdf

5　外務省ホームページ「世界の医療事情」
https://www.mofa.go.jp/mofaj/toko/medi/index.html

6　外務省海外安全ホームページ「孤独・孤立及びそれに付随する問題でお悩みの方へ」
https://www.anzen.mofa.go.jp/life/info20210707.html

7　『タイと共に歩んで―泰国日本人会百年誌』タイ国日本人会、２０１３。

8　タイ国日本人会
https://www.jat.or.th/jp/index.php

9　日本クラブホームページ
http://www.nipponclub.co.uk/

10　シンガポール日本人会ホームページ
https://www.jas.org.sg/

11 タイ国日本人会すくすく会ホームページ
https://sukusukubkk.wixsite.com/sukusukukai

12 英国なかよし会ホームページ
https://www.nakayoshikai.co.uk/p/blog-page.html

13 JAMSNET ホームページ
https://jamsnet.org/

14 JB Line ホームページ
https://www.jbline.org/home

15 バンコクこころの電話ホームページ
https://www.facebook.com/profile.php?id=100064871520755&paipv=0&eav=AfagvdRLFuOswah_9NFXppjPvqnD1clEkcf4pQrm4ZNcAt0n4FZL_OIFcO8Thq3qwHM&_rdr

16 米国日本人医師会ホームページ
https://www.jmsa.org/ja/about-us/

17 欧州日本人医師会ホームページ
http://www.eu-jp-doctors.org

18 海外邦人安全協会ホームページ
https://www.josa.or.jp/

19 海外子女教育振興財団ホームページ
https://www.joes.or.jp/

20 With Kids ホームページ
https://www.withkids-kaigai.com

21 Group with ホームページ
https://www.groupwith.info/

22 ゆいグローバルネットホームページ
https://yuiglobalnet.wixsite.com/website
23 日本在外企業協会ホームページ
https://joea.or.jp/
24 多文化間精神医学会ホームページ
https://www.jstp.net/
25 異文化間教育学会ホームページ
https://www.intercultural.jp/
26 認定NPO法人心の架け橋いわて「愛のマゴの手プロジェクト高齢者向けICT支援の進め方マニュアル」2023。
27 豊田裕敬「地方都市精神科診療所におけるオンライン診療の問題点と課題―消極的立場から」日精診ジャーナル47(6):16-20、2021。
28 前掲URL8
29 大野晋・田中章夫編『角川必携国語辞典』角川書店、1995。

## 参考文献


・近藤裕『カルチュア・ショックの心理―異文化とつきあうために』創元社、1981。
・鈴木満・井原裕「英国在留邦人に対するメンタルケアシステム―ロンドン地区における現状と対策」大西守編著『多文化間精神医学の潮流―文化錯綜の現代、そのメンタルヘルスを考える』新精神科選書5、診療新社、1998。
・鈴木満「海外在留邦人の精神保健調査（課題番号11691219）」平成11年度-平成12年度科学研究費補助金（基盤研究B-2）研究成果報告書、2001。
・鈴木満「海外在留邦人の精神保健調査と危機介入マニュアルの作成（課題番号13572033）」平成13年度-平成15年度科学研究費補助金（基盤研究B-2）研究成果報告書、2004。
・鈴木満「在外邦人ケースの帰国支援」松下正明総編集『精神科救急医療の現在』専門医のための精神科臨床リュミエール13、中山書店、2009。
・鈴木満「特集I・第7回多文化間精神医学会：文化適応の明暗」「特集II・海外邦人コミュニティにおける精神保健サービスの需要と供給」文化とこころ第5巻合併号：3-135、相川書房、2001。
・金吉晴・鈴木満・井筒節・堤敦朗・荒川亮介・大沼麻実・菊池美名子・小見めぐみ・大滝涼子「WHO版心理的応急処置（サイコロジカル・ファーストエイド：PFA）の普及と研修成果に関する検証」厚生労働科学研究費補助金（障害者対策総合研究事業（精神障害分野））、被災地における精神障害等の情報把握と介入効果の検証及び介入手法の向上に資する研究、平成25年度総括・分担研究報告書、2014。
・ウィルマー・B・シャウフェリ、ピーターナル・ダイクストラ著／島津明人・佐藤美奈子訳『ワーク・エンゲイジメント入門』星和書店、2012。
・ブレイディみかこ『他者の靴を履く―アナーキック・エンパシーのすすめ』文藝春秋、2021。
・箕浦康子『子供の異文化体験』思索社、1991。
・Calhoun, L. G.・Tedeschi, R. G. 著／宅香菜子、清水研監訳『心的外傷後成長ハンドブック―耐え難い体験が人の心にもたらすもの』医学書院、2014。
・与那覇潤『知性は死なない—平成の鬱をこえて』増補版、文藝春秋、2021。
・ディネッシュ・ブグラ、スシャム・グプタ編／野田文隆監訳／李創鎬・大塚公一郎・鵜川晃訳『移住者と難民のメンタルヘルス—移動する人の文化精神医学』明石書店、2017。
・野田文隆『汗をかきかきレジデント—精神科医の診たカナダ』星和書店、1991。
・斉藤弘子、マサミ・コバヤシ・ウィーズナー『老いを生きるためのヒント—アメリカに暮らす日本人たちの老後』ジャパンタイムズ、1996。
・柳原和子『「在外」日本人』晶文社、1994。
・厚生労働省「職場のいじめ・嫌がらせ問題に関する円卓会議ワーキング・グループ報告書」平成24年1月30日。
・内閣府「日本の若者意識の現状—国際比較からみえてくるもの」令和元年版子供・若者白書。
・鈴木満「海外在留邦人精神科救急事例の受療経路と転帰に関する広域実態調査（課題番号18406034）」平成18年度-平成20年度科学研究費補助金（基盤研究B）研究成果報告書、2009。
・鈴木満・吉川潔・吉田常孝・松木秀幸「外務省メンタルヘルス担当官の立場から—海外邦人の環境不適応から大規模緊急事態への対応まで」特集：海外勤務者のメンタルヘルス対策—現状と課題、産業精神保健22(3)：206-211、2014。
・鈴木満編者『健やかな英国生活のために』英国ニュースダイジェスト、1996。
・鈴木満研究主任「ベトナム生活におけるメンタルヘルス」『ベトナム医療事情—日本から赴任される方々のために』87-101頁、海外邦人医療基金、1997。
・鈴木満「ビタースイートな英国医学留学」吉田聡、福西勇夫編『医師のための海外留学戦略アラカルト』137-144頁、バイオメディカ、2001。
・吉川和男・鈴木満「英国における精神科救急の動向—強制入院と患者の移送に関する法的問題を中心に」精神科救急5：28-33、2002。
・氏家憲一・鈴木満・渡辺温知・伊藤圭子「海外在留邦人の精神保健調査—ホーチミン、デュッセルドルフにおける男性勤労者の精神保健度と環境因」こころと文化1(2)：177-187、2002。
・鈴木満「在外公館でのメンタルヘルス・ケア—在外公館および邦人援護担当領事へのアンケート調査より」こころと文化2(2)：163-172、2003。
・鈴木満「環境適応の神経科学的基盤—神経可塑性と文化」こころと文化5(2)：112-115、2006。
・鈴木満「海外邦人に対する精神医療の課題—国境を跨ぐことによる精神医療サービス分断への対策」日本渡航医学会誌3(1)：23-27、2009。
・鈴木満・井上孝代責任編集「特集・文化を跨ぐ子育て協働支援—こどもの障害と発達の可能性を見逃さぬために」こころと文化9(1)：8-46、2010。
・エルスペス・キャメロン・リチー、パトリシア・J・ワトソン、マシュー・J・フリードマン編／計見一雄、鈴木満監訳『巨大惨禍への精神医学的介入—自然災害・事故・戦争・テロ等への専門的備え』弘文堂、2013。
・鈴木満「第6章-6多文化的対応」酒井明夫ほか監修『災害時のメンタルヘルス』医学書院、2015。
・鈴木満責任編集「特集・海外在留邦人の生活ストレス要因—ストレスチェック海外版作成に向けて」こころと文化17(1)：6-46、2018。
・鈴木満「国境を跨いで活躍する邦人勤務者へのメンタルヘルスケア」日本精神科病院協会雑誌38(6)：53-57、2019。
・岩田健太郎『「感染症パニック」を防げ!—リスク・コミュニケーション入門』光文社、2014。
・星野仁彦『発達障害を見過ごされる子ども、認めない親』幻冬舎、2011。

# おわりに

「越境」は、筆者が専門とする多文化間精神医学の中核的な研究課題の一つです。生活環境の激変をともなう越境移動者、とりわけ「望まない越境者」「やむをえずの越境者」へのメンタルヘルスケアは、移民・難民への医療支援を含む普遍的なテーマです。

一方、近年各界で取り沙汰されている越境学習は、国境をまたぐビジネスキャリア作りだけではなく、国内の単一職場文化を超越した異業種交流、兼業、NPO参加、留学、留職など裾野を拡げつつあります。いずれも強いられた越境ではなく、自己決断による越境です。その背景には、労働者の流動性の高まりや、ダイバーシティ人材採用による企業の競争力強化戦略があります。このように越えるべき「境」は多様化しており、越境をめぐる達成感と苦悩感のせめぎ合いは、その動機付けに大きく左右されます。

本書で取り上げた越境者の多くは日本に帰属組織がある海外赴任者で、帰国を前提にした長期滞在者です。その動機付けはというと、大多数が越境を前向きにとらえているものの、海外赴任による「喪失の先取り」は日本の社会状況の変化により、以前と比べてその重みを増しています。赴任地での大規模緊急事態との遭遇が、「喪失の先取り」に「喪失の上乗せ」をもたらし、その結果として「望まない越境者」「やむをえずの越境者」が増えることは、本書で述べた通りです。

筆者は、移動と越境を日常とする生活を30年以上続けてきました。わが国の「失われた30年」以前からの併走者でもあります。1986年以来、パンデミックが始まるまでは毎年国際線に乗り、年間複数回にわたり国境をまたいできました。国境のみならず県境もまたいできました。とくに東日本大震災以降は、仙台をベースとして週日に東京、週末に盛岡に移動するのがルーティンとなっていました。

ところが、2019年にタイ赴任となってからは、移動と越境の機会が激減しました。医務官という職務上、大使公邸と大使館から徒歩圏内のコンドミニアムを選んだものの、灼熱下の徒歩通勤に音を上げ、結局電車やタクシーで通うことになり、移動時間も随分と短くなりました。

新型コロナパンデミック下のセミロックダウンが始まると隔日出勤となり、在宅勤務日の外出は最小限となりました。出前のタイ料理を肴に宅飲みするワインの量が増え、ネット依存傾向も顕著になりました。そんななか、がらんとした単身赴任の部屋で出版のあてなく書き始めたのが本書の草稿でした。多忙を極めた日本での多拠点生活から、時が止まったような異国での在宅勤務への急変は、夢描いていた知的生活環境の実現ともいえました。とはいえ、パンデミックの収束が先送りとなる中で推敲を繰り返す原稿は、拡散するばかりで方向性は定まりませんでした。思えば、これまで最も筆が走ったのは移動中の車中であり、つねに締め切りに追われていました。そんな緊張感から解放され、ゆったりした時空間という想定外の贈りものを手にしながら、それを享受できないという何とも贅沢な不全感を抱える日々でした。

帰国を切望する相談電話やメールを受け止めながらしみじみと感じたのは、帰巣本能をもつ越境者の哀しみでした。帰ることができる母国があり、そこには自分らしい日常があるという現実の有り難みを実感する望郷の齢を迎えたことにも気づきました。

２０２１年に帰国し、11年前に『異国でこころを病んだとき』の出版でお世話になった天谷仁美さんに、迷走する執筆状況について話す機会がありました。この11年間で彼女にも帯同赴任など大きな変化があり、続編ではなく読者層を初めての海外赴任者と帯同家族にシフトして、より読者目線を尊重した内容にして出版してはどうかとの助言をもらいました。そして、その後も繰り返す感染流行と激動する国際情勢を横目で見ながら、最終的な章立てが決まりました。執筆中に、彼女は次の帯同赴任地に発ちました。新天地での慌ただしい生活立ち上げのなか、帯同家族の視点を交えたきめ細かい編集作業を、国内外で休みなく続けていただいたことに深謝します。本書もまた新しい越境のツールなしには完成しなかったでしょう。

第９波到来といわれながら、パンデミックによる緊急事態体制を脱し、移動と越境を基本とする生活に戻りました。盛岡の清流中津川には、秋になると鮭が遡上します。今、この川を臨む小さな庵で脱稿の時を迎えます。母川回帰の安堵は越境あってのものなのかもしれません。

筆者の越境の対象は研究領域にも及びます。本書に微かな「越境スパイス」を感じ取っていただけるとすれば、多文化間精神医学の手ほどきをしてくれた野田文隆先生、脳の構造と機能に精通したシニカルな精神科医の生き様を示してくれた川村光毅先生、オックスフォード流博学多識の個別教育を伝授してくれたGeoffrey Raisman先生の薫陶によるものです。この場を借りて恩師たちに献杯します。

２０２３年7月　盛岡にて

**鈴木 満**（すずき　みつる）

1955年生まれ。

中外製薬株式会社統括産業医。

医学博士。日本精神神経学会指導医。日本医師会認定産業医。

1987～1992年英国国立医学研究所に留学、2019～2021年広域メンタルヘルス担当医務官として在タイ日本国大使館に赴任。世界140都市を訪問し、官民産学の立場から海外邦人メンタルヘルス支援に取り組む。

編著書に、『異国でこころを病んだとき―在外メンタルヘルスの現場から』（弘文堂・2012）など。

**海外生活ストレス症候群**
**――アフターコロナ時代の処方箋**

2023（令和5）年10月15日　初版1刷発行

著　者　鈴　木　　満
発行者　鯉　渕　友　南
発行所　株式会社　弘　文　堂　101-0062 東京都千代田区神田駿河台1の7
TEL 03(3294)4801　振 替 00120-6-53909
https://www.koubundou.co.jp

装　丁　日髙祐也
印　刷　三　陽　社
製　本　井上製本所



ISBN 978-4-335-65195-3